日本麻酔科学史の新研究

弘前大学名誉教授
松木明知 著

克誠堂出版

はじめに

　麻酔科に対する社会の評価はかって低かったが，関係各位の努力で大分改善されてきたと思われる。しかし未だ満足すべき水準にまで達しているとは思われない。その理由は決して単純ではないが，一つには麻酔科医，そして麻酔科学会が医学界，社会に対して論理的に自己主張をしてこなかったからであると著者は考えている。歴史を記すとは自己の立場を主張することでもあるから，著者は一麻酔科医として「麻酔科医」の立場，「麻酔科学」の立場を主張したいがため麻酔科学史を研究し，論考を発表し，著書を出版してきた。麻酔科医の「麻酔」が巧みなくらいでは「麻酔科学」が臨床医学の有力な一分科であると主張する十分条件にはならない。オックスフォード大学麻酔科の第3代教授であったSir Keith Sykesもこのことを繰り返して主張している。確固とした自己の歴史を持って自己の権利主張しなければならない。

　著者がこれまで麻酔科学史に関連して多くの著訳書を上梓してきたのは以上のような根拠による。「麻酔科学のパイオニアたち―麻酔科学史研究序説―」(1983)，「麻酔の歴史―150年の軌跡―」(訳書，1998)，「麻酔科学のルーツ」(2005)（以上，克誠堂出版），「麻酔科学の源流」(2006)，「華岡青洲と麻沸散―麻沸散をめぐる謎―」(2006)，「(続) 麻酔科学の源流」(2009)（以上，新興交易医書出版部），「華岡青洲の新研究」(2002)，「華岡青洲と『乳巌治験録』」(2004)（以上松木明知私家版）はその主なものであるが，これら以外に「日本麻酔科学史資料」(1987～2002)（克誠堂出版）が19冊ある。

　これらの著書はいずれも日本麻酔科学史を総論的に論じたものではない。麻酔科学を専攻している人や麻酔科学の歩みに関心を持つ人にとっては，日本麻酔科学の全体の流れがどのようになっているか，そしてその陰でどのようなことが実際に起きたのかが最大の関心事であろう。前者が「通史」であり，後者が「裏面史」である。麻酔科学史の中の些細な各論的な事項を取り扱った専門書は臨床に多忙な麻酔科医にとって必読の書ではあり得ないし，他の読者の興味を余り引かないことを著者も十分理解してい

る。それにもかかわらず著者が上記の各論的著書を上梓し続けてきた理由がある。

　通史というのはいわば総論でもある。総論は各論が存在して初めて成り立つ。各論だけ存在して総論不在ということは成り立つであろうが，各論不在で総論のみが存在することはあり得ない。このことは日本麻酔科学史においても成り立つと思う。したがって日本麻酔科学史の総論を書こうとすれば，少なくとも正確な各論の成立が前提となる。著者は初め総論を執筆しようとしたが，根拠にしようとした総論研究の論拠がきわめて薄弱であり，また各論を構成する個々の史実が闡明にされていなかった。このような状況で敢えて執筆すれば，完成した「総論」は「小説」であって「歴史」ではない。著者は「History（歴史）」を書こうとしているのであって「Story（物語）」を完成しようとしているのではない。

　著者はこのように考えてまず日本麻酔科学史の各論の研究を開始した。その典型例を華岡青洲の研究に見ることができる。青洲については呉　秀三の大著「華岡青洲先生及其外科」（1923）が今なおバイブル的存在として利用されている。しかし青洲の最大の業績であり，日本医学史にとって重大事である麻沸散による全身麻酔に関して，全身麻酔が行われた期日，手術記録の執筆者などの記述に大きな誤りを犯している。この部分は「各論」である。読者はこれを些細な指摘と評するかも知れないが，誤った「各論」に導かれた「総論」は結果的に大きく歪んだものになっていることはいうまでもない。これを無批判に踏襲したため青洲に関するその後の日本医学史の記述はすべて誤ったものであった。著者がこれまで「各論」に集中的に取り組んできたのは従来の誤りに満ちた「総論」を否定するためであり，正しい「総論」を築くため不可欠な基礎的作業だからであった。

　本書は日本麻酔科学史を執筆する上で最も基本的な課題である「時代区分」の問題や日本における麻酔科学発達の遅延の問題などを取り扱っている。これらの問題について可能な限り公正な記述をし，出版することによってそれを「時の試練」に曝して将来の通史執筆の基礎としたいというのが著者の意図するところである。著者のこの微意を汲み取って戴ければ幸甚である。

　本書を草するに際して有益なご教示を戴いた山村秀夫東京大学名誉教授に深謝の意を表し，上梓に際してご高配戴いた克誠堂出版の今井　良社長，土田　明氏に感謝を申し上げる。

史料の写真掲載についてご快諾を頂戴した国立国会図書館，京都大学附属図書館，大洲市立博物館の各施設に対して謝意を表する。
　最後になったが，資料の取得や整理でお世話になった弘前大学医学部麻酔科の三上コウ，福山美雪さんにもお礼を申し上げる。

　2010年1月8日
　　　冠雪の函館山を眺めながら

松　木　明　知

日 本 麻 酔 科 学 史 の 新 研 究

目　　次

I 日本麻酔科学史の新しい時代区分の提唱
　　―なぜ時代区分をしなければならないか― ─────── 1
　1　日本医学史，日本外科学史における時代区分…3
　2　欧米の麻酔科学史における時代区分…5
　3　日本の麻酔科学史における時代区分…8
　4　著者による新しい時代区分の提唱…12

II なぜ太平洋戦争前の日本では麻酔科学の発達が遅れたのか ─────── 21
　1　麻酔科学史研究―世界の動向―…24
　2　太平洋戦争終戦前の日本における麻酔科学の歩み…27
　3　なぜ日本で麻酔科学の発達が遅れたのか…34
　4　現況の分析と将来の展望…39

III なぜ「麻酔学」という誤った語が造られたのか
　　―「麻酔」から「麻酔学」へ，そして
　　「麻酔学」から「麻酔科学」へ─ ─────── 45
　1　「麻酔」という語は漢語か…47
　2　華岡青洲は「全身麻酔」をどのように表現したか…48
　3　杉田成卿訳「亞的耳吸法試説」と「麻酔」…50
　4　明治から昭和初期にかけての日本の外科医と「麻酔」…51
　5　Meyer Saklad博士の来日と日本への近代麻酔科学の導入…53
　6　東京大学医学部麻酔学講座の開講と日本麻酔学会の創立…54

7　科名についての論争…56

Ⅳ　杉田成卿訳の「亞的耳吸法試説」について
　　―日本で最初に翻訳された西欧麻酔科学書について―　　61

1　「亞的耳吸法試説」の訳者杉田成卿について…63
2　杉田成卿訳「亞的耳吸法試説」について…68
3　「亞的耳吸法試説」に現れた「麻酔」に関連した語彙について…71
4　J Sarluis によるオランダ語訳「Over den Invloed der Inademing van den Zwavel-Aether op Menschen en Dieren」について…72
5　「亞的耳吸法試説」とオランダ語訳との比較…76
6　ドイツ語原書 Schlesinger 著「Die Einathmung des Schwefel-Aethers in ihren Wirkungen auf Menschen und Thiere」（第1版）について…77
7　ドイツ語原書第1版とオランダ語訳書の比較…78

Ⅴ　日本における吸入麻酔の起源
　　―エーテル，クロロホルム麻酔を中心に―　　81

1　エーテル麻酔…83
2　クロロホルム麻酔…87

Ⅵ　日本における最初のコカイン臨床使用者　　101

Ⅶ　三輪徳寛と日本で最初の本格的麻酔科学書　　113

1　「日本外科全書」第3巻の三輪徳寛著「療法総論」について…116
2　「全身麻酔」(1〜84頁)について…118
3　「局所麻酔」(85〜290頁)について…122

Ⅷ 日本における最初のエンフルラン麻酔の臨床 ———— *131*

Ⅸ エーテルおよびクロロホルム麻酔の興奮期の機序を
   解明した前田正隆
    ―前田正隆の研究とその後の展開―———————— *141*
   1 前田正隆のエーテル麻酔興奮期発現の機序に関する論文…*145*
   2 前田正隆の研究を引き継いだ野口正幸…*151*
   3 その頃の鼻腔機能の研究…*151*
   4 著者（松木）らによる研究…*154*
   5 「興奮期」に鼻腔が関係していることを最初に指摘したのは誰か…*155*
   6 おわりに…*159*

Ⅹ Sir Frederick Hewitt と華岡青洲
    ―麻酔科学史を飾る東西の巨人―———————— *165*

索　引————————————————————— *185*

I

日本麻酔科学史の
新しい時代区分の提唱
―なぜ時代区分をしなければならないか―

1 日本医学史，日本外科学史における時代区分

　富士川　游の「日本医学史」は1904年（明治37）に完成したが，1941年（昭和16）に決定版[1]が出版された。現在でも日本医学史の定本と評価されている名著である。富士川はこの著で，太古，奈良朝以前，奈良朝，平安朝，鎌倉時代，室町時代，安土・桃山時代，江戸時代，明治時代に区分して各時代の医学の発達を詳述した。江戸時代についてはおよそ250年を元和元年（1615）から宝永年間（1710年頃）までを前期，それから天明末年（1788）までを中期，そして慶応年間の徳川幕府の瓦解までを後期として記述している。明治期については明治30年（1897）頃までの事項に簡単に言及している。このような区分は概ね政治史の区分に従ったもので正統的と評価できよう。日本の医学史全体を対象としているので，このような区分をせざるを得ないと思われる。1931年（昭和6）に発行された山崎　佐の「日本疫史及防疫史」の総説[2]においてもほとんど同じ時代区分がなされている。

　太平洋戦争終戦後の1955年（昭和30）に「明治前日本医学史」の第1巻が発行された。その中に稲田竜吉の「明治前日本医学史　序論」[3]が収載されている。稲田はこの序論を終戦後に完成したが，時代区分に関しては富士川博士，山崎博士の区分に従うとした。大阪の医学史研究者阿知波五郎は1963年（昭和38）4月に大阪で開かれた第64回日本医史学会総会で「わが国外科に及ぼしたヨーロッパ医学の影響」[4)5]と題する特別講演を行った。阿知波は総論の中でヨーロッパ医学思想の受容をライデン学統受容期（ブールハーヴェの思想など—松木注，以下同じ），生気論医学受容期（フーフェランドの思想など），細胞思想確立期（ウィルヒョウらの思想）の三期に大別し，明治期の外科については明治初年前後の外科，英米外科学の受容，ドイツ外科学の受容，西南の役までのドイツの外科学受容に区分して詳述した。残念なことに華岡青洲に関しては全く無視されている。青洲の「麻沸散」は全面的に漢方医学に起源するものであるが，彼の「乳癌」に対する外科手術的治療はヨーロッパの医学思想に影響されたものであることを忘れてはならない。

　「明治前日本医学史」の第4巻が1964年（昭和39）に上梓された。この中に大鳥蘭三郎の「明治前日本外科史」[6]が収載されている。この中で

大鳥は第1章　古代―中世篇と第2章　近世篇に大別し，近世篇ではおよそ時代の流れに従って次の各節に分けた。鷹取流の外科，オランダ外科の渡来，17世紀の漢方外科説，栖林鎮山と「紅夷外科宗伝」，西流外科と「阿蘭陀外科書」，吉雄流外科，桂川流外科と「海上備用方外傷門」，杉田玄白，大槻玄沢と「瘍医新書」，「瘍医新選」と「布歇古外科書」，華岡青洲と外科，シーボルトと外科，西洋外科書の翻訳，佐藤泰然と順天堂，ポンペの外科学講義，西洋医学所と佐藤尚中，開国時に来日した外国医学者。概ね時代の流れに従っているが，華岡青洲の一節を設けていることは当然であろう。

　この年に小川鼎三の好著「医学の歴史」[7]が出版された。新書版の中に数千年の医学が簡潔に纏められている。第1章で「古代の医学」，第2章で「中世の医学」，第3章で「近世ヨーロッパの医学」と編年史的に述べ，第4章「近世の日本医学」，第5章「十九世紀半ば以後」で日本医学史を中心に記している。「あとがき」の中で小川は「本書では，世界の医学をまんべんなく述べることをせず，全紙数のおよそ半分をさいて日本のことに費やし，しかも比較的くわしく解剖学の発達を取り扱った。この小冊ではそういう不公平も許されるとおもう。筆者は，人体の解剖が医学の真の進歩に最も大きくあずかり，それが行われなかった時代や土地では真の進歩がほとんど見られなかったとおもうのである。」[8]と記しているが，解剖学者であった著者ならではの視点であり，外科学や麻酔科学に重点が置かれていないのは当然のことである。

　近代日本医学を簡潔に，またわかり易く述べたのが藤野恒三郎の「日本近代医学の歩み」[9]である。格別の時代区分をすることなく，時代の流れに沿って特記すべき医学上の出来事が記述されている。「華岡青洲の独創と神技」[10]の一節が設けられているのは適切であるが，青洲に対する藤野の評価は適切ではない。

　宗田　一は1989年（平成元）に「図説日本医療史」を著したが，全体の時代区分として　I　呪術と素朴経験医術，II　古代・中世，III　近世，IV　近代　に区分し，中世と近世の区分は1557年（弘治3）の豊後府内における洋式病院の開設，近世と近代の区分は1855年（安政2）長崎の医学伝習所の発足を以って区分点とした。「III　近世」において「キリシタン医療」から幕末の「西洋医学所の発足」までを扱い，この中の「近代外科のあけぼの」で「外科の開拓者・華岡青洲」[11]の一項を設けていることは適切であろう。

以上日本医学史における時代区分について概観してきたが，時代区分は研究者がどのような史観を持ち，どのような史実を重視するかによって異なる。また研究者の専門分野によっても当然視点は異なってくる。著者は麻酔科医であるから，従来の史書の著者である基礎医学研究者や同じ臨床医であっても内科医，外科医とは当然立場，視点が異なり，したがって著者と彼らの時代区分の細部に至っては大きく異なるのは当然のことである。

2　欧米の麻酔科学史における時代区分

　欧米の麻酔科学史においてどのような時代区分がなされているかを知ることは有益であろう。最初に単独の著書でどのように記述されているかを述べ，次に主な分担執筆の教科書での区分について記す。
　欧米における最初の本格的な麻酔科学史の著書は1945年のKeysの著[12)13)]である。Keysは　Ⅰ　麻酔の発達，Ⅱ　麻酔科学と関連した事項の年表，Ⅲ　事項の参考書，Ⅳ　Keys編の参考書　に分けて書いているが，Ⅰにおいて草創期，PriestleyからMortonへ，麻酔の受容，局所麻酔・伝達麻酔・脊髄くも膜下麻酔，ショック防止麻酔法（anoci-association），冷却麻酔，直腸麻酔，めいもう麻酔，エチレン，サイクロプロペインなどの麻酔薬，静脈麻酔，気管麻酔，二酸化炭素の吸収，生理学的因子，薬理学的因子，麻酔器，記録と統計という項目を設けて記述している。1846年（弘化3）のMortonによるエーテル麻酔の公開実験までは時間的経過を追って記されているが，麻酔科学が発展するにつれて，時代別というよりも麻酔薬，麻酔法，麻酔器具など事項別に分けて記述されている。
　2年後の1947年（昭和22）にイギリスのDuncumは吸入麻酔史[14)]を著した。20世紀前半までの吸入麻酔法に関する最も詳細な研究書である。この中でDuncumは6章に分けて記述したが，それらは　1　予備期間，2　麻酔法の確立，3　クロロホルム全盛時代，4　亜酸化窒素麻酔とエーテル麻酔の復活，5　ヨーロッパ大陸での発達，6　近代麻酔科学の始まり，であった。全体として編年史的記述になっているが，例えば6の「近代麻酔科学の始まり」は1889年（明治22）のインド・ハイデラバードでの「ハイデラバード委員会」の記述で始まっている。イギリスを中心とし

てクロロホルム麻酔による死亡事故が多発したことを承けて開催された委員会であったが，この開催をもって「近代麻酔科学の始まり」とすることに異を唱える人がいるかも知れない。

1965 年（昭和 40）ニュカースル・アポン・タイン大学の麻酔科医 Davison は "The Evolution of Anaesthesia"[15] を著した。この著の編年史的な部で先史時代（3000BC まで），魔術・経験時代（3000BC 〜 585BC），科学時代（585BC 〜 200AD），迷信時代（200AD 〜 1454），ルネサンス時代（1454 〜 1754），"前"麻酔時代（1754 〜 1846），近代（1846 〜）という風に記している。「585BC 〜 200AD」を「科学時代」（The scientific age）としていることに多くの読者は違和感を覚えると思われるが，585BC はギリシャの Thales が日食を記述した年であり，いわゆる「科学」が始まったと考えられることから，この期を The scientific age としたのであった。続く部分で Davison は麻酔薬，麻酔法別に歴史を記述している。

1993 年（平成 5）に発行された Collins の "Principles of Anesthesiology"[16]（第 3 版）では次のような項目になっている。古代の麻酔，麻酔法の発見とエーテル論争，陸軍における草創期の麻酔の利用，初期の発展（1846 〜 1920），手技と器具，麻酔器の史的発達，近代麻酔科学（1920 〜 40），成熟期の麻酔科学。やはり 1846 年（弘化 3）の Morton によるエーテル麻酔の公開実験が一つの区分点になっている。その後の区分点として 1940 年（昭和 15）を示しているが，この年はアメリカにおいて麻酔科学が専門分野として認められた年であったからである。Collins は "From 1940 onward, anesthesiology, becoming recognized and accepted as a scientific and medical specialty, advanced through the contributions of anesthesiologists in organized groups and in organized departments of anesthesiology."[17] と記している。アメリカ麻酔科医会の長老である Collins ならではの史観であろうし，納得させるものがあると思う。

オックスフォード大学の第 3 代目の教授 K Sykes[18] は 2007 年（平成 19）に自分の経験を主に麻酔科学の過去と展望を纏めた。第 1 部では Morton のエーテル麻酔の公開実験から 20 世紀初期まで，第 2 部ではアメリカの Ralph Waters の麻酔科学に対する展望から第二次世界大戦前後，とくに筋弛緩薬の導入前後に至る時期とその後の発達を詳述しているが，ある特定の時点をもって区分して記述している訳ではない。

次に手許にある分担執筆に披見される麻酔科学史について紹介する。

1965年（昭和40）のEvansとGrayが編集した"General Anaesthesia"[19]で麻酔科学史を分担執筆したのはDavisonであったが，ここでは彼の単著の記述とは異なって特別の時点で区切った記述をしていない。編集者の意向に添った記述をしたのかも知れない。

アメリカで出版された代表的教科書であるMiller編の著[20]では麻酔法別にそれらの歴史が簡潔に述べられているが，大きな項目として近代麻酔科学前史，吸入麻酔法の隆盛，イギリスにおける発展（産科麻酔への応用），外科の発達，局所麻酔，静脈麻酔，アメリカにおける専門性の発展，アメリカ麻酔科医会，手術室，回復室，重症患者の治療，救急室，教育などに分けて記述されているが，やはりMortonによるエーテル麻酔の公開実験が一つの区分点になっていることは否めない。

1989年（平成元）に出版されたBarashらの編になる"Clinical Anesthesia"で麻酔科学史の項を分担執筆したのはCalverley[21]であった。彼は麻酔薬，麻酔法，麻酔手技ごとにそれにまつわる人物やエピソードを詳細に紹介している。イギリス，アメリカ，カナダにおける麻酔科学の発展に簡潔に触れているものの，ある特定の時期を持って区分はしていない。Calverleyが交通事故で1995年（平成7）4月1日に死亡したため，2001年（平成13）に出版された第4版では分担執筆者としてToskiとBacon[22]が加わった。このため文章は大幅に改められたが，図，写真は同じものが使われており，全体の流れとしては変わっていない。

1995年（平成7）にイギリスの麻酔科医BoultonとWilkinsonによる"The Origins of Modern Anaesthesia"[23]がWylie and Churchill-Davidson's A Practice of Anaesthesiaの一章として執筆された。主としてイギリス側から見た麻酔科学の発達を詳述しておりきわめて有用である。彼らはこの章において，紀元前3000～1750年までの外科手術時の鎮痛法の試み，エーテルの発見と初期の医学応用，18世紀の哲学と医学，Humphry Davyと亜酸化窒素（1798～1800），エーテルの医学応用と遊びへの濫用，19世紀初期の鎮痛法（1800～40），Henry Hill Hickmanと麻酔法，Mortonの公開実験以前のエーテル吸入，1840年代のニューイングランドと1846年10月16日の近代麻酔科学の誕生，エーテル麻酔の先取権を巡る争い，アメリカ麻酔科学の先達の運命 の項目別に詳述している。1846年（弘化3）のMortonによるエーテル麻酔の公開実験を一つの区分点としているのは当然であるが，イギリスの著者だけあって，もう一つの区分点を1800年

前後に求めているのは妥当であろう。1800年（寛政12）にDavyは亜酸化窒素による手術時の鎮痛法を示唆しており，1825年（文政8）にHickmanは二酸化炭素による全身麻酔を研究しているからである。彼は西欧における吸入による全身麻酔の概念を最初に提唱したのであった。

　以上，主としてイギリスとアメリカの著者による麻酔科学史研究における時代区分について簡単に示したが，著者の出身国によって時代区分が微妙に異なっていることが理解できるであろう。各国の麻酔科学発展史が異なるのであるから，その立場から眺めると世界に共通する麻酔科学史も異なって見え，区分点が異なるのは当然である。したがって適切な時代区分を設定するためには，その各国の詳細な麻酔科学の編年史的事項が解明されなければならない。

3　日本の麻酔科学史における時代区分

　従来の日本麻酔科学史研究において，どのような時代区分が行われていたかを概説する。日本に近代麻酔科学が導入されたのが1950年（昭和25）であったから，それまでは時代区分をしなければならないような麻酔科学の歴史がなかったことになる。太平洋戦争終戦後，わが国で最初に出版された「麻酔」に関する著書は宇津木　保の「麻酔剤の発見者たち」[24]である。恐らく本書の前編「麻酔剤の発見者たち」はアメリカの通俗医学書からヒントを得て執筆されたものであろうが，後編「麻酔の科学」では「睡眠と麻酔」の項を設けるなど著者の勉強振りを示している。著者の宇津木は医師ではなく心理学者であったから，臨床面についての言及はないし，もちろん日本の「麻酔」（当時は「麻酔学」という言葉も「麻酔科学」という言葉もなかった）の歴史についての記述も見られない。

　1950年（昭和25）Dr SakladによってStudents日本に近代麻酔科学が紹介・導入されてから約20年経った1969年（昭和44）に日本で最初の本格的な麻酔科学書が編集・出版された。「臨床麻酔学全書」（全5巻）[25]である。第1巻第1冊の「麻酔総説」の中で「第1節　麻酔の歴史」[26]を担当したのは東京大学の山村秀夫であった。山村はこれより2年前にTE KeysのThe History of Surgical Anesthesia[12]を翻訳[13]しており，「麻酔」の歴史にも関心を有していた。山村は　I　昔の麻酔（ルネッサンス前—松木

注，以下の注も松木による），Ⅱ 麻酔の芽生え（ルネッサンスから Morton のエーテル麻酔まで），Ⅲ 麻酔の独立（Morton 以後 1935 年まで），Ⅳ 局所麻酔の発達（1884 〜 1944 年まで），Ⅴ 静脈麻酔（1875 〜 1934 年まで）に区切って世界的に見た麻酔科学史を叙し，そして次のような区分で日本の麻酔科学史を記述している。

 Ⅵ　わが国における麻酔の発達
  1　明治以前の麻酔
  2　明治年間の麻酔
  3　大正年間の麻酔
  4　昭和年間の麻酔とくに終戦まで
  5　近代麻酔学の導入

　これは元号によって時代を区分するきわめてオーソドックスな方法であり，現在でも通用するであろう。しかし一口に「明治以前の麻酔」といっても華岡青洲の時代と幕末にエーテル麻酔法が伝えられた時代との間に画然とした違いのあることを認めない訳にはいかない。1950 年（昭和 25）をもって「近代麻酔学の導入」の起点としていることには賛意を表する。些細なことになるが，「明治以前の麻酔」の中で華岡青洲による最初の全身麻酔施行を 1805 年（1804 年が正—松木注）10 月 13 日としており，1689 年の琉球の高嶺徳明による琉球国王（国王の孫—松木注）の兎唇手術に関連して「秘伝書」に言及しているが，麻酔に関する「秘伝書」は存在しない。また「明治年間の麻酔」の中で，杉田成卿のエーテル麻酔やポンペによるクロロホルム麻酔について述べているが，これらは「明治以前の麻酔」（正確には「幕末以前の麻酔」とすべきであろう—松木注）の中で論ずるべきであろう。
　1978 年（昭和 53）に山村秀夫が編者となって「臨床麻酔学書」が上梓された。上巻中の「麻酔の歴史」を執筆したのは稲田　豊[27]であったが，稲田は従来の方法とは全く異なった区分を採用した。すなわち　第Ⅰ段階　有史以前から 19 世紀まで，第Ⅱ段階　亜酸化窒素，エーテル，クロロホルム麻酔の普及時代から 1945 年まで，第Ⅲ段階　局所麻酔発展の時代（1836 〜 1972 年まで—松木注），第Ⅳ段階　静脈麻酔の発展（1665 〜 1971 年まで—松木注），第Ⅴ段階　特殊な麻酔方法の発展　であった。こ

の方法は経時的な区分というよりも，むしろ麻酔方法別に見た歴史と言うべきであり，麻酔科学史を詳述する際には有用な手段ではあるが，他の臨床分野，さらには科学史全体の中で比較検討する際などには不便であろう。日本の麻酔科学についてはほとんど記述がなく，わずかに華岡青洲に関して「外科的手術をいわゆる全身麻酔下に施行したのは，世界でも青洲をもって嚆矢としており，誠に素晴らしい業績である。」[28]と評価する一方，「しかし，青洲はその方法を公開せず，秘伝として子孫や高弟のみに教える傾向があったため，日本でその後全身麻酔法の発展が見られなかったことは残念である。」と記しているが，これは誤りで，青洲の麻酔法を含めた医術は全国的に普及したことは著者の研究[29]～[31]によって明らかである。「発展が見られなかった」とするが，発展は見られた。華岡流の麻酔法が衰退したのは全く別の理由に起因する[32]。

　1983年（昭和58）「新臨床麻酔学全書」が出版された。1969年（昭和44）の「臨床麻酔学全書」の全面改訂版であった。その第Ⅰ巻Ａの「麻酔と生理（1）」に著者は「麻酔科学史」[33]を執筆した。総論において原始時代，エジプト・メソポタミア時代，ギリシャ・ローマ時代，中世時代，ルネッサンス時代，近代麻酔科学潜伏時代，近代麻酔科学期に区分して述べ，「日本における麻酔科学の発達」の項では，室町時代以前，江戸時代，明治時代，大正時代，昭和時代（終戦前），昭和時代（終戦後）に分けて述べた。日本に関しては従来の時代区分法に従ったものであった。新たな時代区分を設定しなければならないほど研究が進展していなかったというのが実状であった。特別に目新しい区分法ではなかったが，著者が「麻酔科学」という語を使用したことは注目すべきである。これは著者の「麻酔科学のパイオニアたち―麻酔科学史研究序説―」[34]の記述に連動したものであった。

　翌1984年（昭和59）に克誠堂出版から稲田　豊，藤田昌雄，山本　亨編による「最新麻酔科学」が出版された。上巻の中で「Ⅰ　麻酔の歴史」を分担執筆したのは谷津三雄[35]であった。谷津は全体を　Ａ　笑気麻酔，Ｂ　エーテル麻酔，Ｃ　クロロホルム麻酔，Ｄ　その他の麻酔，Ｅ　華岡青洲の麻酔，Ｆ　局所麻酔，Ｇ　静脈麻酔，Ｈ　わが国における救急蘇生法の歩み　という見出しの下に記述し，各項目でわが国の状況に及んでいる。したがって日本の麻酔科学の歩みについて系統的に記述されたものではない。しかも谷津が歯科医であるため歯学における「麻酔法」の発展に

記述の力点が置かれている。

　1989 年（平成元）「新外科学大系」の第 3 巻「麻酔」が出版された。この中で麻酔科学の歴史の項を分担執筆したのは著者（松木）[36]であるが，まず麻酔法一般の歴史を述べ，次に「日本の麻酔科学」の歩みについて室町時代，江戸時代，明治時代，大正時代，昭和時代（終戦前），昭和時代（終戦後）に区分して略述した。この区分は「新臨床麻酔学全書」の叙述[33]を踏襲したものであった。著者によるこの時代区分を以後分担執筆した「臨床麻酔学全書」[37]でも採用している。

　2004 年（平成 14）に日本麻酔科学会は学会を創立してから 50 年目になることを記念して学会史を編纂することになり，著者が編集委員長に指名された。理事選出母体である各地区から 1 名の編集委員を推薦してもらい，さらにこの方面で造詣の深い京都の藤田俊夫博士にも編集委員に加わってもらい，「50 年史」が 2004 年（平成 14）6 月に完成した。著者は「日本における江戸時代以前の麻酔科学史」[38]の項を担当した。この中で著者は初めて「時代区分」の問題に言及し，湯浅光朝[39]が日本科学史の時代区分点として提唱する「解体新書の出版（1774 年，安永 3）」，「シーボルトの来日（1820 年，文政 6）」，「蕃書調所の創設（1856 年，安政 3）」によって江戸時代以前の麻酔科学史を記述した。具体的には次に示す見出しのとおりである。

1　科学史における時代区分
2　麻酔の語史
3　縄文時代，弥生時代の医療
4　奈良時代，平安時代の鎮痛法
5　鎌倉時代，室町時代の鎮痛法
6　江戸時代の麻酔科学
　1)「解体新書」の出版まで（1603 年，慶長 8 〜 1773 年，安永 2）
　　(1) 嵐山甫庵（1633 年，寛永 10 〜 1693 年，元禄 6）
　　(2) 高嶺徳明（1653 年，慶安 2 〜 1738 年，元文 3）
　2) シーボルトの来日まで（1774 年，安永 3 〜 1822 年，文政 5）
　　(1) 華岡青洲（1760 年，宝暦 10 〜 1835 年，天保 6）
　　(2) 二宮可彦（1754 年，宝暦 4 〜 1827 年，文政 10）
　　(3) 各務文献（1765 年，明和 2 〜 1829 年，文政 12）

3）蕃書調所創設まで（1823 年，文政 6 ～ 1855 年，安政 2）
　　（1）鎌田玄台（1794 年，寛政 6 ～ 1854 年，嘉永 7）
　　（2）本間玄調（1804 年，文化元 ～ 1872 年，明治 5）
　　（3）杉田成卿（1817 年，文化 14 ～ 1859 年，安政 6）
　4）明治維新まで（1856 年，安政 3 ～ 1867 年，慶応 3）
　　（1）ポンペ・ファン・メーデルフォールト（1829 年，文政 12 ～ 1908 年，明治 41）
　　（2）伊東玄朴（1800 年，寛政 12 ～ 1871 年，明治 4）
　　（3）ジェームス・ヘボン（1815 年，文化 12 ～ 1911 年，明治 44）
　　（4）坪井信良（1823 年，文政 6 ～ 1904 年，明治 37）
　　（5）三瀬諸淵（もろぶち）（1839 年，天保 10 ～ 1877 年，明治 10）
　　（6）ウィリアム・ウィリス（1837 年，天保 8 ～ 1894 年，明治 27）
　　（7）田代基徳（1839 年，天保 10 ～ 1897 年，明治 30）

　上記の分類は科学史上の重要事項が時代区分点になっているので，一応「科学的根拠」に基づいて記述されていると考えられるが，麻酔科学史の観点から眺めると江戸時代の事項についても納得できる説明をすることができない。例えば本間玄調の「瘍科秘録」[40]は 1837 年（天保 8）に発行され，松岡　肇の「麻沸湯論」[41]は 1839 年（天保 10）に著されているが，なぜこの時期に執筆，発行されたのかを説明できない。さらに明治維新以降の麻酔科学の歩みについても言及されていない。日本の麻酔科学の歴史は内科，外科などの歴史に比較して新しいので，従来の時代区分では適切に説明できない。このようなことから 21 世紀の現在に至るまでの麻酔科学の歩みを的確に説明でき，しかもその区分が麻酔科学以外の関連諸分野の歴史とも整合性を有する時代区分を設ける必要があろう。

4　著者による新しい時代区分の提唱

　著者はこれまで著者が行ってきた日本麻酔科学史研究の成果を考慮して下記のような時代区分が適切ではないかと考えている。過去約 200 年を 5 期に分けるものであるが，各時期の期間がほぼ 50 年になっており，ある時期だけが極端に長いとか，短いとかなどの不均衡はない。

1　1804 年（文化元）……華岡青洲の全身麻酔下の乳癌手術施行
2　1850 年（嘉永 3）……杉田成卿の西欧麻酔科学書の翻訳と「麻酔」の造語
3　1899 年（明治 32）……第 1 回日本外科学会総会の開催
4　1950 年（昭和 25）……Dr Meyer Saklad の来日
5　2001 年（平成 13）……日本麻酔科学会への学会名変更と法人化

　まずその概略を説明することが必要であろう。日本において全身麻酔という概念が明確に確立されたのが華岡青洲によってであることを否定する人はいないであろう。西欧においては未だ全身麻酔の概念は提唱されておらず，1825 年（文政 8）にイギリスの Henry Hill Hickman が二酸化炭素による全身麻酔のアイデアを持っていたにすぎなかった[42]。
　もちろん日本においても青洲以前に同じような処方で全身麻酔を外科手術時の疼痛除去に応用しようと試みた人がいたことは明らかであるが[43]，医学史的に実証できる史料が遺されていない。青洲は西洋で乳癌手術が行われているということを記した永富独嘯庵の著書[44]（**写真**）に啓発されたが，無麻酔では患者に与える苦痛が余りにも大きく，この状況では手術は不可能と考えた。この問題を解決するため青洲は手術時の疼痛と意識の除去という明確な意図を持って研究し，ついに 1804 年（文化元）10 月 13 日，全身麻酔下に五條駅の藍屋かんの手術に成功したのである[45]。これは単に日本麻酔科学史，日本外科学史上の業績であるに留まらず，日本医学史における輝ける業績であろう。このことを考慮する時，華岡青洲が全身麻酔下に乳癌手術に成功した 1804 年（文化元）をもって日本麻酔科学史の基点としなければならないと思われる。このことは従来記述されてきた多くの日本医学史の研究と何ら矛盾するものではない。
　青洲の業績が 1804 年（文化元）にただ一例行われたというのではなく，その後彼によって 30 年ほどの間に少なくとも 140 余名の乳癌手術が施行されたばかりでなく，彼の弟子たちによっていわゆる華岡流の医術が普及した。全国に分布する弟子たちの存在によって立証されるであろう[46]。しかし一時期このような隆盛を誇った華岡流の医術も幕末に急速に衰退した。その直接の切っ掛けとなったのはオランダを経由して吸入麻酔法が将来されたことであった。エーテル麻酔の著書がわが国に舶載されて翻訳されたのは 1850 年（嘉永 3）であり，翻訳者杉田成卿によって「麻酔」と

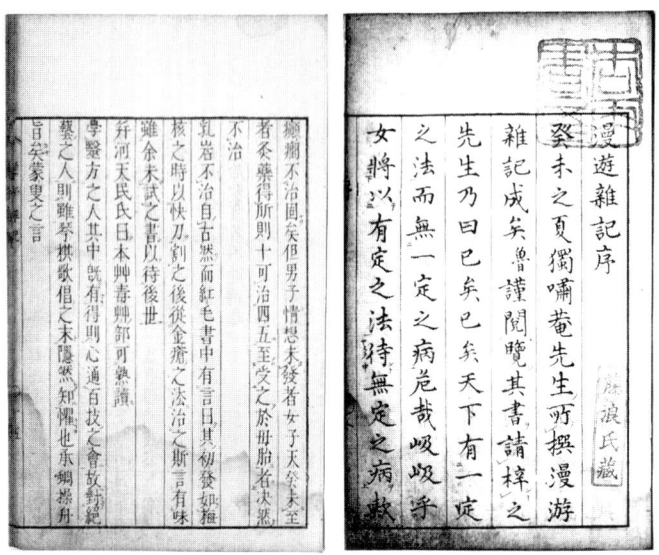

写真 「漫遊雑記」の扉と第15丁表(4行目が乳癌についての記述)

いう語が造語定義されたのもこの年であった[47]。したがって現在我々が用いている「麻酔」という語は日本で造語されたのであって中国由来の漢語でない。「麻」によって手足などの局所の感覚欠如を，「酔」によって意識消失を表現した成卿の巧みな造語であった。

　1898 年（明治 31）4 月に日本外科学会創立発起人会が開催され，第 1 回日本外科学会総会を翌 1899 年（明治 32）4 月に開催することが決定された。こうして東京帝国大学医科大学佐藤三吉教授が会長になって 4 月 1 〜 3 日東京市神田の帝国教育会講堂で開催された[48]。

　この頃わが国では専門分科がそれぞれ学会を創立する気運にあった[49]。例えば日本小児科学会（明治 29 年創立，最初は小児科研究会として。以下括弧内は創立年），日本眼科学会（明治 30），日本消化器病学会（明治 31），日本皮膚科学会（明治 33），日本産婦人科学会（明治 35），日本内科学会（明治 36）である。したがってこの頃の時期が一つの区分点であるとしても日本医学史全体から眺めておかしくない。麻酔科学は初期においては外科医が中心になって欧米の知見を導入研究し臨床に応用したのであったから，外科学会と麻酔科学は密接に結びついている。この意味で日

本外科学会の第1回総会年を以って日本麻酔科学史の区分とすることは当然であろう。

　1950年（昭和25）のDr Sakladの来日が日本麻酔科学会史においてきわめて大きな意義を有することは改めて贅言を要しないであろう。これは日本外科学会にとっても重要な意味を有している。これを区分点としても何の問題もあるまい。

　次に2001年（平成13）の日本麻酔科学会への学会名変更と法人化であるが，学会名の変更はきわめて大きな意義を有していると著者は考えている。この変更によって「麻酔学」という訳語が誤りであり，「麻酔科学」が正しいということが明確にされたからである。そして法人化は学会が組織として再編され，今後のさらなる発展となる出発点である。

　各時期の間には約50年の間隔があるが，その間に麻酔科学史的に見れば無視できない出来事が指摘できる。1804年（文化元）と1850年（嘉永3）の間では1835年（天保6）の華岡青洲の死である。前述したように青洲の死後，弟子たちはまるで競うかのように著書を出版した。著書出版を嫌っていた青洲の呪縛から解き放たれたのであろう。華岡流医術が衰退する前の輝きとでもいうべき事象であった。1850年（喜永3）と1899年（明治32）の間では1885年（明治18）のコカインの導入であろう。これ以降に局所麻酔が急速に発達したのであるから重要である。さらに1899年（明治32）と1950年（昭和25）の間のエピソードとしては陸軍軍医学校教官永江大助による気管麻酔などを中心とするアメリカの麻酔科学の紹介である[50]。これが普及されることはなかったものの，外科医たちに何かしらの影響を与えたことは間違いない。しかし間もなく太平洋戦争勃発のためにその重要性を公言できない社会情勢になったことは大変残念なことであった。1950年（昭和25）と2001年（平成13）の間では1972年（昭和47）の第5回世界麻酔科医会が京都で開催されたことを挙げなければならない。1950年（昭和25）に始まったわが国の近代麻酔科学の発展が20年経って漸く世界から認められたという出来事であった。

　以上を纏めると，日本麻酔科学史は約200年の歴史を有し，大きく5期に区分される。第1期は華岡青洲が1804年（文化元）全身麻酔下に乳癌手術を行った時から1849年（嘉永2）まで，第2期は1850年（嘉永3）杉田成卿がオランダ語のエーテル麻酔の著書を翻訳（この中で「麻酔」という語を造語）してから1898年（明治31）まで，第3期は1899年（明

治32) 第1回日本外科学会総会が開催されてから1949年(昭和24)まで, 第4期は1950年（昭和25）のDr Sakladの来日から2000年（平成12）まで, そして第5期は2001年(平成13)の学会名改正と法人化以降である。各時期には1835年（天保6）の青洲の死, 1885年（明治18）のコカインの導入, 1938年（昭和13）の永江大助による気管麻酔の紹介, 1972年（昭和47）の第5回世界麻酔科医会の開催などのエピソードによって各時期はさらに細区分される。これらを一括して示すと, 以下のようになる。

第1期：1804年（文化元）…華岡青洲の全身麻酔下の乳癌手術施行

　　　　1835年（天保6）…華岡青洲の死

第2期：1850年（嘉永3）…杉田成卿の西欧麻酔科学書の翻訳

　　　　1885年（明治18）…コカインの導入

第3期：1899年（明治32）…第1回日本外科学会総会の開催

　　　　1938年（昭和13）…永江大助による気管麻酔の紹介

第4期：1950年（昭和25）…Dr Meyer Sakladの来日

　　　　1972年（昭和47）…第5回世界麻酔科医会の開催（京都）

第5期：2001年（平成13）…日本麻酔科学会の学会名変更と法人化

注　および　参考文献

1) 富士川　游．日本医学史(決定版)．東京：日新書院；1941．
2) 山崎　佐．日本疫史及防疫史．東京：克誠堂；1931．p.64-154．
3) 稲田竜吉．明治前日本医学史　序論．日本学士院日本科学史刊行会編．明治前日本医学史　第1巻．東京：日本学術振興会；1955．p.3-46．
4) 阿知波五郎．わが国外科に及ぼしたヨーロッパ医学の影響(1)〜(4)．日

本医史学雑誌1965；11(4)：1-26，1965；12(1)：2-53，1966；12(2)：2-65，1966；12(4)：2-76．
　　これらの論文は纏められて次の単行本に収載された．
5) 阿知波五郎．近代医史学論考(阿知波五郎論文集　上)．京都：思文閣出版；1986．p.1-214.
6) 大鳥蘭三郎．明治前日本外科史．日本学士院日本科学史刊行会編．明治前日本医学史．第4巻．東京：日本学術振興会；1964．p.749-842.
7) 小川鼎三．医学の歴史(中公新書)．東京：中央公論社；1964.
8) 文献7)の p.231.
9) 藤野恒三郎．日本近代医学の歩み．東京：講談社；1974.
10) 文献9)の p.172-8.
11) 宗田　一．図説日本医療史．京都：思文閣出版；1989．p.227-37.
12) Keys TE. The History of Surgical Anesthesia. New York : Schuman's ; 1945.
　　次のペーパーバック版がある．
Keys TE. The History of Surgical Anesthesia. New York : Dover Publication ; 1963.
　　なお本書には文献13)の訳書がある．
13) 山村秀夫，森川賢一訳．麻酔の歴史．東京：克誠堂出版；1967.
14) Duncum BM. The Development of Inhalation Anaesthesia. London : Oxford University Press ; 1947.
15) Davison MHA. The Evolution of Anaesthesia. John Scheratt and Son Altrincham. 1965.
16) Collins VJ. Principles of Anesthesiology. Vol 1. 3rd ed. Philadelphia : Lea & Febiger ; 1993. p.3-28.
17) 文献16)の p.13.
18) Sykes K. Anaesthesia and the Practice of Medicine : Historical Perspectives. London : Royal Society of Medicine Press ; 2007.
19) Evans FT, Gray TC. General Anaesthesia. Vol 1. 2nd ed. Washington : Butterworth ; 1965. p.1-17.
20) Kitz RJ, Vandam LD. A History and the Scope of Anesthetic Practice. Miller RD(ed). Anesthesia. 2nd ed. New York : Churchill Livingstone ; 1986. p.3-25.
21) Calverley RK. Anesthesia as a Specialty : Past, Present, and Future. Barash PG, Cullen BF, Stoelting RK(eds). Clinical Anesthesia. Philadelphia : JB Lippincott ; 1989. p.3-33.

22) Toski JA, Bacon DR, Calverley RK* The history of aues thesiology. Barash PG, Cullen BF, Stoelting RK(eds). Clinical Anesthesia. 4th ed. Philadelphia : Lippincott Williams & Wilkins ; 2001. p.3-24.
23) Boulton TB, Wilkinson DJ. The Origins of Modern Anaesthesia. Healey TEJ, Cohen PJ(eds). Wylie and Churchill-Davidson's A Practice of Anaesthesia 6th ed. London : Edward Arnold ; 1995. p.3-35.
24) 宇津木　保. 麻酔剤の発見者たち. 東京：羽田書店；1947.
25) 稲本　晃，岩月賢一，山村秀夫編. 臨床麻酔学全書(全5巻). 東京：金原出版；1968～69(昭和43～44).
26) 山村秀夫. 麻酔の歴史. 文献25)の第1巻第1冊. 1969. p.1-8.
27) 稲田　豊. 麻酔の歴史. 山村秀夫編. 臨床麻酔学書(上). 東京：金原出版；1978. p.1-11.
28) 文献27)のp.4.
29) 松木明知. 華岡青洲の麻酔法は何時まで行われたか―麻酔科学史研究9―. 麻酔1980；29：828-30.
30) 松木明知. 津軽における最初の全身麻酔―藩医三上道隆の事績―. 日本医史学雑誌1986；33：203-17.
31) 松木明知. 華岡青洲の麻酔法の普及について―福井藩橋本左内による手術症例の検討. 日本医史学雑誌1996；47：289-302.
32) 松木明知. 華岡流の麻酔法はなぜ幕末に急速に衰退したのか. 日本医史学雑誌2006；52：40-1.
33) 松木明知. 麻酔科学史. 山村秀夫ほか編. 新臨床麻酔学全書. 第Ⅰ巻A. 東京：金原出版；1983. p.8-26.
34) 松木明知. 麻酔科学のパイオニアたち―麻酔科学史研究序説―. 東京：克誠堂出版；1983.
　　この著書の「Ⅳ　麻酔科の名称について」(p.120-31)において，著者は「麻酔学」という言葉は誤りであり，「麻酔科学」とすべきであると強く主張している．
35) 谷津三雄. 麻酔の歴史. 稲田　豊，藤田昌雄，山本　亨編. 最新麻酔科学. 上巻. 東京：克誠堂出版；1984. p.1-28.
36) 松木明知. 麻酔科学の近代史. 出月康夫他編. 「麻酔」. 新外科学大系3. 東京：中山書店；1989. p.3-13.
37) 松木明知. 麻酔科学の歴史. 花岡一雄，真下　節，福田和彦編. 臨床麻酔学全書(上). 東京：新興交易医書出版部；2002. p.2-17.
38) 日本麻酔科学会50年史編集委員会(編集委員長　松木明知). 日本麻酔科学会50年史. 麻酔2004；53(臨時増刊)：2-16.

39) 湯浅光朝編. コンサイス科学年表. 東京：三省堂；1988. p.20-1.
40) 本間玄調. 瘍科秘録. 10巻12冊. 弘化4(1847).
「序」は天保8年(1837)の年紀が付されている。
41) 松岡　肇. 麻沸湯論(天保10年6月の日付). 鎌田玄台. 外科起癈(一) 嘉永2年　所収.
42) Sykes WS. Essays on the First Hundred Years of Anaesthesia. Edinburgh : E. & S. Livingstone ; 1960. p.117-9.
43) 松木明知. 中川修亭の「麻薬考」の書誌学的研究―四種の写本の検討―. 日本医史学雑誌1999；45：585-99.
中川の序文は，青洲以前に全身麻酔を試みた人物がいることを示唆している。
44) 永富独嘯庵. 漫遊雑記. 明和元年(1764). 第15丁表.
45) 松木明知. 華岡青洲と藍屋利兵衛の母. 日本医事新報1971：2467：120.
なお翌年詳細に発表した。
松木明知. 華岡青洲と最初の全身麻酔下乳癌手術の期日. 麻酔1972；21：300-1.
46) 松木明知. 華岡青洲と麻沸散―麻沸散をめぐる謎―(改訂版). 東京：新興交易医書出版部；2008. p.204-10.
47) 文献46)のp.129-33.
48) 日本外科学会記念誌編纂小委員会. 日本外科学会100年誌. 日本外科学会雑誌2000；101(臨時増刊)：28-33,
49) 田中香涯(祐吉). 明治大正日本医学史. 東京：東京医事新誌局；1927. p.68-9.
50) 文献34)のp.64-73.

II

なぜ太平洋戦争前の日本では麻酔科学の発達が遅れたのか

II なぜ太平洋戦争前の日本では麻酔科学の発達が遅れたのか

　本章は 2009 年（平成 21）8 月 17 日，神戸市で開催された日本麻酔科学会第 56 回学術集会における「麻酔博物館企画委員会企画講演会」の講演内容に加筆補充したものである。講演においては 45 枚のスライドを用いたが，理解を容易にするためすべてのスライドを示しておく。

　この度，社団法人日本麻酔科学会が「麻酔資料館」（2 年後に「麻酔博物館」となる予定）を開設する運びに至ったことは大変慶賀すべきことであり，この面においても漸くイギリス，アメリカ，ドイツなどの先進諸国の水準に一歩近づいたと思う。資料館開設を記念して「麻酔博物館企画委員会」によるシンポジュームを開催するので，日本麻酔科学会誕生の前史について講演するよう武田純三委員長から依頼があった。このような講演の機会を与えて戴いた慶應義塾大学の武田純三教授，司会の労を取って戴いている和歌山県立医大の畑埜義雄教授に感謝の意を表する。

　本日の講演のタイトルは「なぜ太平洋戦争前の日本では麻酔科学の発達が遅れたのか」（**スライド 1**）であるが，その内容は**スライド 2**に示すとおりである。I では麻酔科学史の研究は世界的に見てどのような状況になっているか，II において日本麻酔科学会が創設される以前，とくに明治期から太平洋戦争直前における日本の麻酔科学はどのような状況であったかについて述べる。そして III において 1950 年（昭和 25）アメリカから Saklad 博士[1)2)]が日米連合医学教育者協議会の麻酔科学講師として来日した時，彼が日本の外科医たちに与えた衝撃はあたかも幕末におけるペリーの黒船来航にも匹敵するような状況であった理由について解明し，最後の IV で日本麻酔科学史研究の現況と将来の展望に言及する。

スライド 1

なぜ太平洋戦争前の日本では
麻酔科学の発達が遅れたのか

弘前大学大学院
医学研究科麻酔科学講座
松木　明知

スライド 2

講演の内容

I　麻酔科学史研究－世界の動向－
II　太平洋戦争終戦前の日本における麻酔科学の歩み
III　なぜ日本で麻酔科学の発達が遅れたのか
IV　現況の分析と将来の展望

1 麻酔科学史研究—世界の動向—(スライド3)

　世界的に見れば，基礎医学，臨床医学を問わず各々の専門分野の歴史的研究を検討する国際シンポジュームが4年ごとに定期的に開催されているのは麻酔科学の分野だけではないかと思う。**スライド4**に示したように第1回麻酔科学史国際シンポジューム (The First International Symposium on the History of Modern Anaesthesia) が開催されたのは1982年 (昭和57)春, オランダのロッテルダムにおいてであった。ロッテルダム・エラスムス大学医学部麻酔科の Erdmann 教授, Dr Lupreht, Dr van Lieburg らが主唱してシンポジュームが開催された。麻酔科学は内科学，外科学などに比較すればきわめて歴史の浅い専門分野であるが，幾多の紆余曲折を経て発展した。これまでの経緯の中に多くの劇的なドラマが包含されており，このことが研究者を魅了するのであろう。それにもかかわらず麻酔科学に対する社会的評価は適切でない面がある。誤った評価を是正するためには麻酔科学の正しい歴史を伝え，正当な評価を得る必要があるとして開催されたのであった[3]。このシンポジュームには日本からは東京大学の山村秀夫教授[4]，京都大学の稲本　晃教授[5]，順天堂大学の里吉光子教授[6]が出席し発表した。役員会で以後5年ごとにシンポジュームを開催することが決まり，これに従って第2回は1987年(昭和62)にロンドン(イギリス)で，第3回は1992年(平成4)にアトランタ(アメリカ)で，第4回は1997年(平成9)にハンブルグ(ドイツ)でと，5年ごとに開催された。**スライド5**は第1回と第2回のシンポジュームのプロシーディ

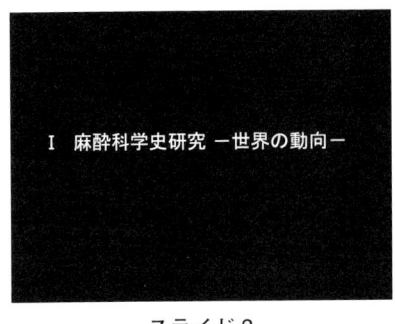

スライド3　　　　　　　　　スライド4

ングである。著者(松木)は第2回のロンドンのシンポジュームに際して，家蔵の John Snow の「On the Inhalation of the Vapour of Ether」の覆刻版（**スライド6**）[7]を作り参加者に配布した。オックスフォード大学麻酔科の Sir R Macintosh 名誉教授から著者の学会への協力に対して謝意を表する書簡（1987年8月20日付）を頂戴した（**スライド7**）。

1997年（平成9）のハンブルグにおけるシンポジュームで，5年ごとのシンポジューム開催では間隔が長すぎるという意見が起こり，次回からは4年ごとに開催することになり，2001年（平成13）にサンチアゴ・デ・コンポステラ（スペイン），2005年（平成17）にケンブリッジ（イギリス）で開かれ，本年（2009年，平成21）10月にはギリシャのクレタで開催される予定である。

国際シンポジュームの開催に後押しされるかのように，アメリカとイギリスの麻酔科学先進国では麻酔科学史の学会が組織された。**スライド8**に

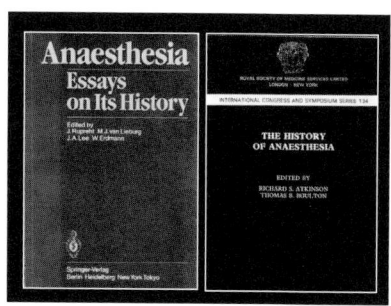

スライド5

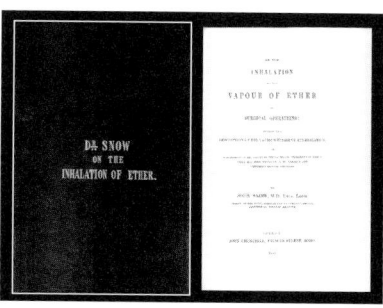

スライド6

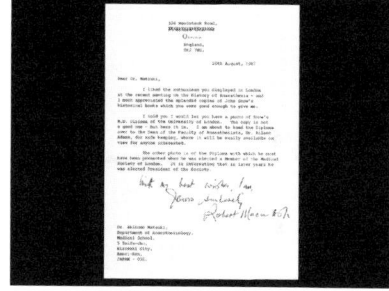

スライド7

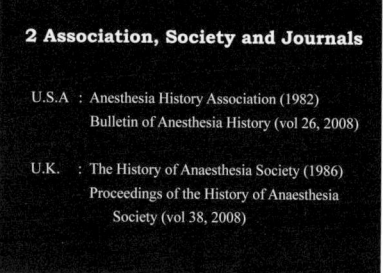

スライド8

示すようにアメリカでは 1982 年（昭和 57）に Anesthesia History Association，イギリスでは 1986 年（昭和 61）に The History of Anaesthesia Society が組織された。各組織は定期的にジャーナルを発行している。**スライド 9** は 2008 年（平成 20）10 月に発行されたアメリカの学会誌「Bulletin of Anesthesia History」26 巻 3 号の表紙である。1983 年の ASA の会長 Capps の伝が掲載されている。

各国では学会創設 50 ～ 60 周年を記念して**スライド 10** に示すように記念史（誌）を出版している。日本麻酔科学会でも著者が編集委員長を務めて 2004 年（平成 16）に 50 年史（**スライド 11**）を出版した[8]。しかし時間的制約や史料収集が十分でなかったため，改訂増補すべき多くの事項が残されている。

このように世界的に見れば麻酔科学史の研究は非常に盛んであり，過去の事績を一つ一つ正しく積み重ねて自分たちの専門である麻酔科の歩んで

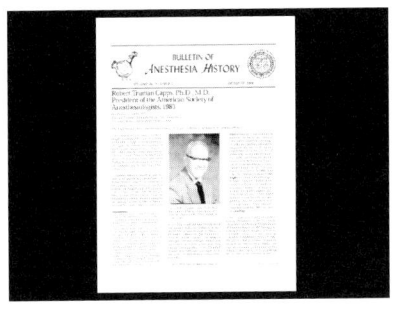

スライド 9

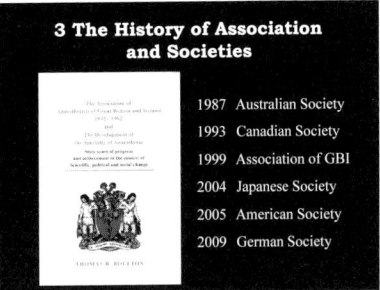

スライド 10

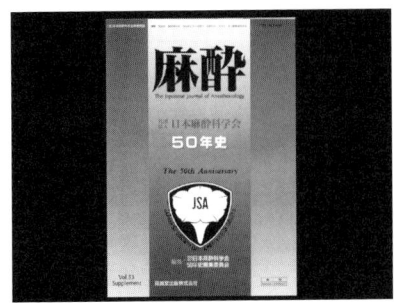

スライド 11

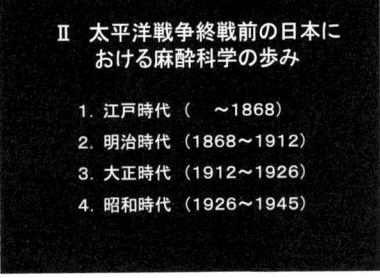

スライド 12

きた道を明らかにし，麻酔科医，麻酔科学のアイデンティティを確立しようと努力していることが窺われると思う。

2 太平洋戦争終戦前の日本における麻酔科学の歩み
(スライド12)

慣例に従って江戸時代，明治時代，大正時代，そして昭和時代（太平洋戦争終戦時まで）の時代区分に従って簡単に述べる。

江戸時代における西欧と日本の麻酔科学に関連した発見，発明の事項を示したのが**スライド13**と**14**である。スライド13に示した18世紀では西洋では化学，とくに気体の研究が盛んになったことが理解されるが，わが国では西洋の医学としての解剖学の情報が入ってきたばかりであり，当然のことながら麻酔科学の研究は皆無であった。19世紀に入ると，西洋では気体の研究が発展してその臨床応用へと進んだ。19世紀中頃の亜酸化窒素（笑気），エーテル，クロロホルム吸入に代表される吸入麻酔法の発見と発達は世界中に急速に普及された。驚くべきことにエーテルやクロロホルム麻酔の情報は数年ならずしてオランダを経由して日本に伝えられた。

西欧においても全身麻酔の概念が十分に成熟していない19世紀初頭の1804年（文化元）にわが国の華岡青洲[9]～[11]（**スライド15**）が麻沸散（通仙散）を経口投与して全身麻酔の状態を作り出し，それまで拱手傍観するばかりであった種々の体表面の疾患に対して外科的手術を敢行したことは

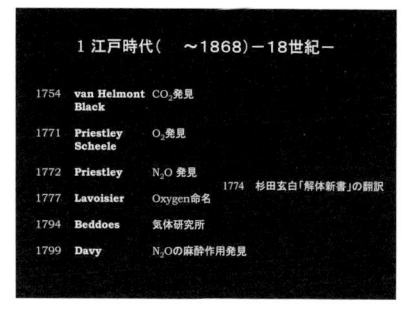

1 江戸時代（ ～1868）－18世紀－		
1754	van Helmont Black	CO_2発見
1771	Priestley Scheele	O_2発見
1772	Priestley	N_2O発見
		1774 杉田玄白「解体新書」の翻訳
1777	Lavoisier	Oxygen命名
1794	Beddoes	気体研究所
1799	Davy	N_2Oの麻酔作用発見

スライド13

1 江戸時代（ ～1868）－19世紀－				
1805	Sertürner	モルヒネ分離	1804 華岡青洲	全身麻酔下に乳癌手術
1824	Hickman	CO_2麻酔		
1842	Long	エーテル麻酔		
1844	Wells	N_2O麻酔		
1846	Morton	エーテル麻酔公開実験		
1847	Simpson	クロロホルム麻酔	1850 杉田成卿	「亜的耳吸法試説」
			1855 杉田成卿	エーテル麻酔
			1857 ポンペ	クロロホルム麻酔
1863	Colton	N_2O麻酔普及	1861 伊東玄朴	クロロホルム麻酔

スライド14

特筆すべきであろう。しかし彼の業績は当時わが国が鎖国体制にあったので、その情報が外国へ発進されるということにはならなかった。この青洲の業績に関しては誤って理解されているので、この機会に2, 3のことについて言及しておく。

　青洲はそれまで不治とされた体表の腫瘍、奇形などを切除し手術するためには痛みを取り除くと同時に手術時の不快な記憶、つまり意識をも取り除く必要があると考えて、それまで先学が用いてきた鎮痛の処方[12]を改変した。この処方改変のために十数年を要し、動物実験に加えて母、妻を対象に実験を行ったとされるが、すべて伝聞による情報であり正確で詳しいことは知られていない[13]。

　このようにして完成したのが「麻沸散」であるが、この名前は古代中国の医者「華佗」が用いたとされる同名の「麻沸散」に因む名称である。しかし「華佗」の「麻沸散」の処方内容は全く知られておらず、その主成分を「麻（大麻）」であるとするのは人文系研究者の大いなる誤解である。「麻（大麻）」によって全身麻酔の状態を作り出すことは不可能である[14]。

　青洲が最初に全身麻酔下の手術に成功したのは1804年（文化元）10月13日（旧暦）[15]で、それまで定説とされた1805年（文化2）[16][17]より1年前のことであった（**スライド16**）。青洲自身、麻沸散を投与して多くの手術（**スライド17**）を行ったが、麻沸散の処方内容を秘密にして高弟にしか伝授しなかったため、華岡流の医術は全国的に普及しなかったとこれまで非難されてきた。この説もまた誤りで、蝟集した弟子の出身地は全国に分布しており、華岡流の医術は全国的に普及したことを物語っている。そして彼らによって麻沸散を用いて全身麻酔下に手術が行われた[18][19]。この

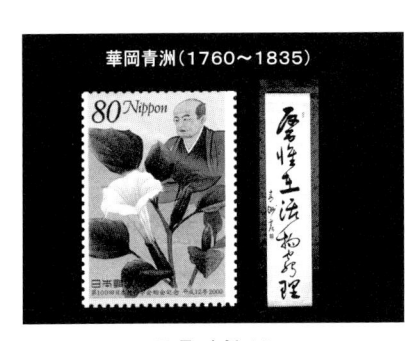

スライド 15　　　　　　　　　　　スライド 16

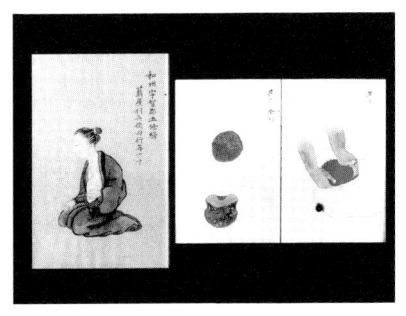

ような青洲であったが，脱疽などに対しては**スライド18**に示すように四肢末端の切断しか行わなかった。前腕や下腿の切断を行おうと思えば橈骨動脈，尺骨動脈，膝窩動脈などを結紮すれば可能であったが，結紮後に動脈末端部が膨隆するのではないか，そしてそこに流れるべき血液がどのようになるのか青洲は正しく理解できなかった。そのために青洲は前腕や下腿の切断をしなかったのである。青洲の弟子水戸の本間玄調もこれを理解しなかったが，手術を敢行しても何事も起きなかった。玄調はこれを「自然ノ良能」[20]であるとしている（**スライド19**）。なお「麻沸散」の投与法について詳細な記述を遺したのは青洲の弟子伊予の鎌田玄台とその一門であった[21]（**スライド20**）。

　1846年（弘化3）ボストンのマサチューセッツ総合病院でMortonによって公開実験されたエーテル麻酔は短時日の内にヨーロッパ大陸に伝えられた[22)〜24)]（**スライド21はスライド14と同じ**）。そして翌1847年（弘化4）

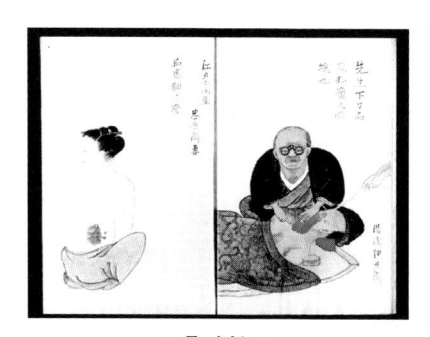

スライド17

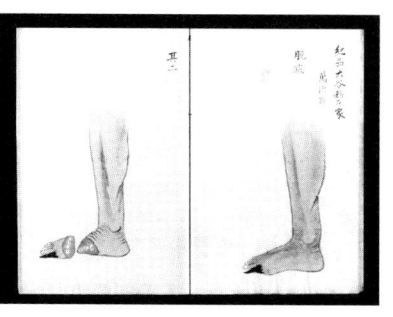

スライド18

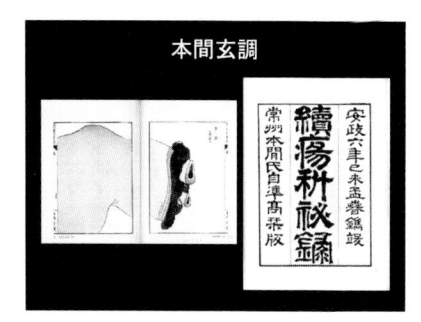

スライド19

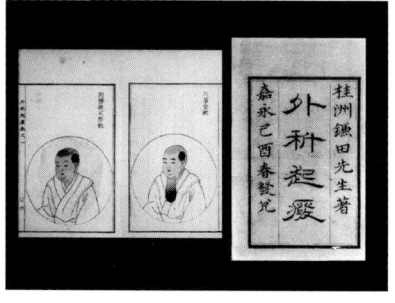

スライド20

にはヨーロッパ各国でエーテル麻酔の著書が著された。その一つがドイツ・ライプチッヒの Schlesinger による「硫酸エーテル吸入の人間と動物に与える作用」[25]で，この著の2版が早くも1847年にオランダの Sarluis によってオランダ語に翻訳された[26]（**スライド22**）。江戸幕府はこのオランダ語訳に関心があったと見えて少なくとも6冊輸入した[27]。著者の調査によれば少なくとももう3冊日本に輸入されている[28]。幕府天文台訳官であった杉田成卿（杉田玄白の孫）はこれを翻訳し「亞的耳吸法試説」（「亞的耳」はアーテルと読む）と題して出版した[29]（**スライド23**）。1850年（嘉永3）3月のことであった。Morton の公開臨床実験から約3年半後のことで，鎖国や当時の交通事情のことなどを考慮すれば比較的早い情報の伝達であったということができよう。

明治時代における欧米と日本における麻酔科学の発達を**スライド24**に示した。比較対照できる西洋の事項は Koller によるコカインの局所麻酔

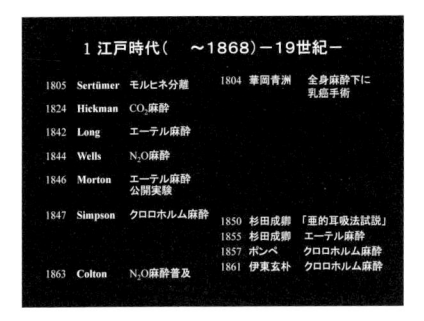

スライド21（スライド14と同じ） 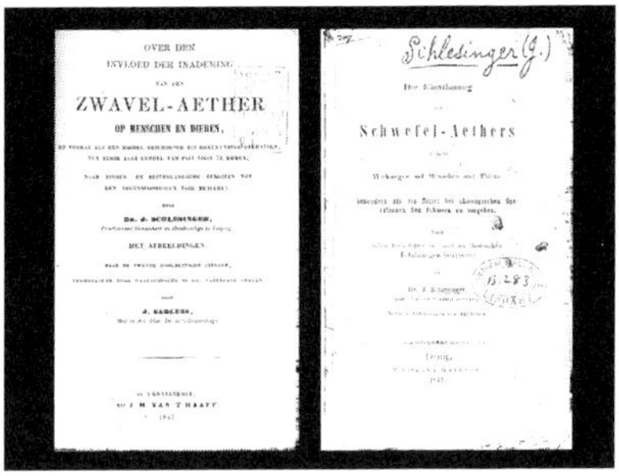　　スライド22

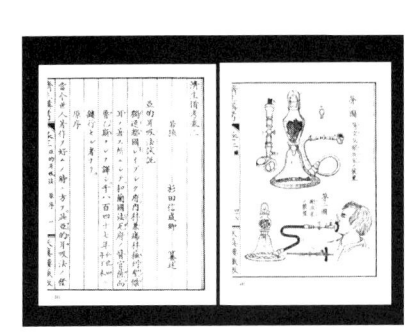

スライド23 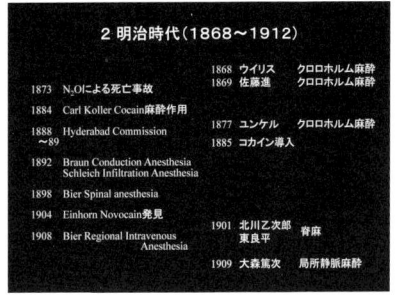　　スライド24

作用の発見，Bier による脊髄くも膜下麻酔（脊麻）法の発見，同じく Bier による局所静脈麻酔法の発見だけであるが，これらの発見は 1 ～ 2 年以内にわが国に伝えられて実際に臨床応用されている．交通手段の発達とともに医学雑誌による情報伝達もまた迅速になったことを示すものであるが，これに加えて留学生たちによる情報の伝播も見逃す訳にはいかないと思う．**スライド 25** はその一例で，その左は 1894 年（明治 27）に発行されたベルリンの Schleich による Schmerzlose Operationen[30]であるが，彼の許で局所麻酔法を実際に学んだ寺田織尾は 1899 年（明治 32）にスライド 25 の右に示すように「無痛手術」[31]と題して翻訳出版した．

この期において特筆すべきは名古屋の北川乙次郎（**スライド 26**）による脊麻の日本への紹介と実施である．北川は 1887 年（明治 20）5 月から 1889 年（明治 22）12 月までドイツに私費留学したが，外科医としてドイツの Bier が発見した脊麻に関心を持ち，1901 年（明治 34）の第 3 回日本外科学会で 6 例の臨症例を報告した[32]．驚くべきことにその中の 2 例は手術に対する脊麻ではなく，頑固な疼痛に対するモルヒネの投与であった[33)34]．脊髄くも膜下モルヒネ投与に関しては世界で 2 番目の報告であった[35)36]．

大正時代に入ると欧米，とくにアメリカにおいて麻酔科学が急速に発達した．**スライド 27** に示したように，Guedel による吸入麻酔の深度表，Waters によるソーダライムの応用（CO_2 の吸収），Lundy による balanced anesthesia の提唱など現今我々が行っている近代麻酔科学の基礎が構築されたといっても過言ではない．このようなアメリカにおける麻酔科学の発達は日本の外科学会においてほとんど省みられることはなく，わず

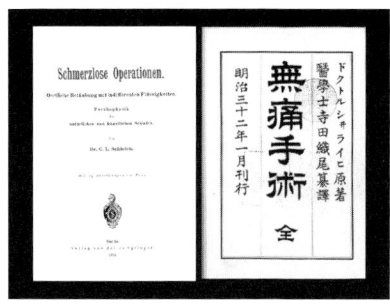

スライド 25　　　　　　　　　　スライド 26

かに千葉医学専門学校の三輪徳寛が「日本外科全書」の「療法総論」（第3巻）（**スライド 28**）の中で「全身麻酔」,「局所麻酔」を執筆したくらいであった[37]。前述したアメリカにおける麻酔科学の進歩は三輪の著書出版（1916, 大正 5）後のことであったから，これらはもちろん三輪の著書の中に反映されていない。

　昭和時代前期，すなわち 1927 年（昭和 2）から 1945 年（昭和 20）の太平洋戦争終戦時までの麻酔科学の発展を**スライド 29** に示した。気道確保としての経鼻挿管，静脈麻酔薬，筋弛緩薬の開発と臨床応用，麻酔科学教室の開講，喉頭鏡の開発（これによって経口挿管が容易になった）が注目される。一方わが国についてはドイツで開発されたアヴェルチン，エヴィパンが比較的早期に導入されただけであり，**スライド 30** に示すようなアメリカの Guedel の著書が輸入利用された形跡がない。ただ注目すべきは陸軍軍医学校の胸部外科教官であった永江大助（**スライド 31**）が駐在武

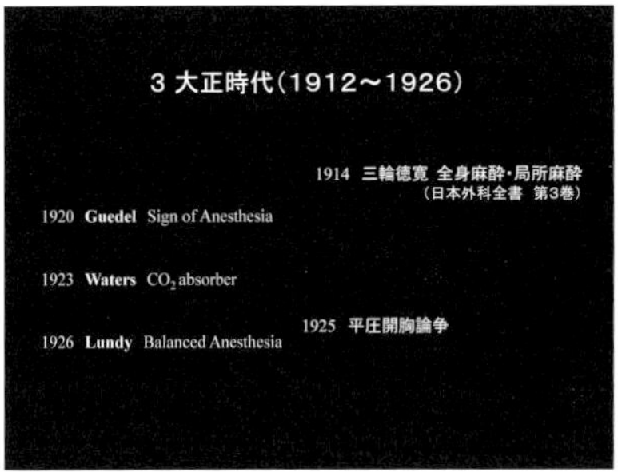

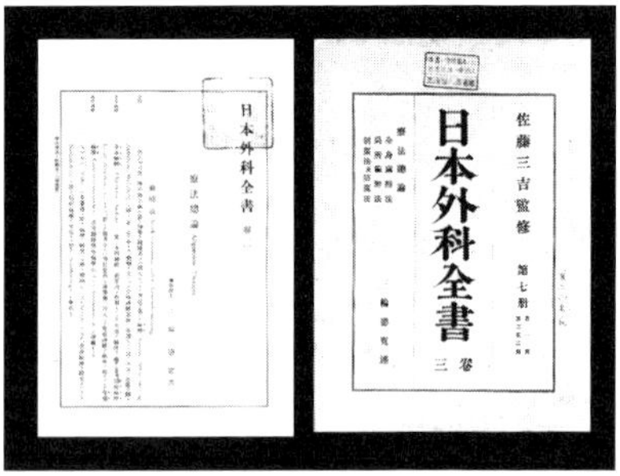

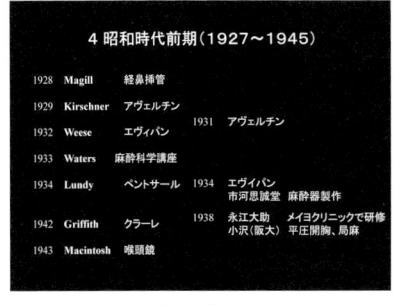

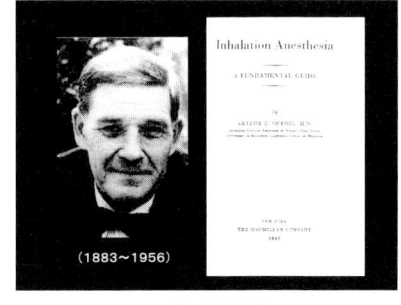

官としてアメリカに出張して，約8カ月間メイヨクリニックのLundyの許で麻酔科学を研修した[38]。帰国後，永江はこの経験を軍医団雑誌[39]（**スライド31の右**）に発表した。**スライド32**は永江が紹介した仙骨麻酔法と気管チューブの図解である。残念なことに間もなくアメリカとの外交関係が険悪になり，永江のもたらした情報は敵国の情報として有効に利用されることはなかった。とくに永江が陸軍医学校教官であったため，アメリカの麻酔科学の優越性，有用性を強く主張することができなかったという[40]。日本にアメリカの気管麻酔の詳細を紹介したのは実質的に永江が最初であったとしても差し支えない。

以上を纏めると，明治期，大正期，昭和期前期を通じて欧米の麻酔科学の情報が断片的に将来されたものの，これを系統的に研究するという気運にはならなかった。日本の外科医たちはドイツの外科医の影響を受けて「麻酔法」を単なる鎮痛法として考え，手術には局所麻酔で十分であるという

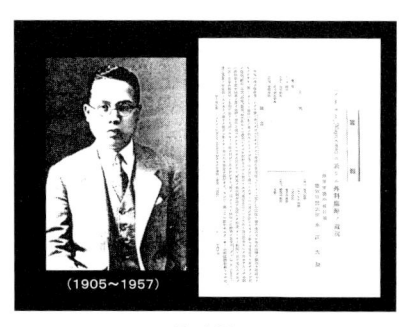

スライド31 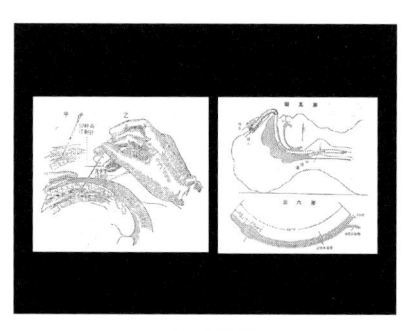　　　　　　　　スライド32

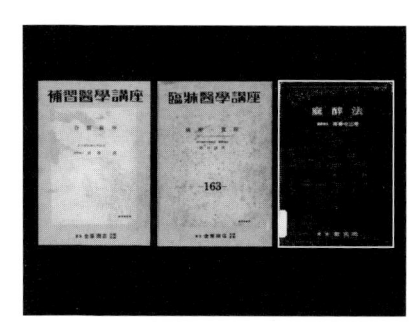

スライド33

彼らの影響を受けて全身麻酔法を低く評価した。このことは前記した三輪の著書[37]以降見るべき教科書がなかったということによって実証されるであろう。スライド33に昭和前期に出版された3冊の「麻酔科学」関係の図書を示したが，津田[41]，斉藤[42]の著は各数十頁であり，高島令三の「麻酔法」[43]は本文138頁であるが，全身麻酔に関してはわずか十数頁の記載しかなく，もちろん気管麻酔についての言及はない。ここで注目すべきは高島が著書名を「麻酔法」としていることで，当時の外科医には「麻酔(科)学」という概念は全くなかったと思われる。

3　なぜ日本で麻酔科学の発達が遅れたのか
（スライド34）

　前節で縷々述べてきたように，太平洋戦争が終ってみれば彼我の医学水準に決定的落差が認められたのであるが，それはとくに外科領域，なかんずく「麻酔法」の知識と技術にあった。基礎医学の分野では瞠目するほどの較差ではなかったことは基礎医学研究者も認めているが，ただ教育方法と教育者（講義者）の態度には学ぶべきものがあると述べている[44)45)]。
　ではなぜこのような顕著な差が見られるようになったのであろうか。その背景を探るために明治初年以来の留学生の動向に注目してみたい。留学生には文部省派遣の公費留学生と私費留学生があるが，私費留学生については正確な実態が把握されていないので，ここでは渡辺　實の研究[46]に準拠して文部省の留学生を対象に述べる。明治期の海外留学事情の一斑を知

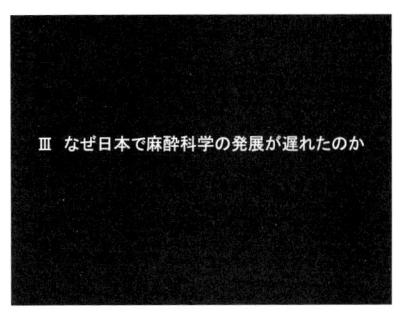

| | スライド34 | | スライド35 |

明治全期留学生派遣国

国　数	人　数	ドイツ	％
1ヵ国	305	209	(68.6)
2ヵ国	190	176	(92.6)
3ヵ国	173	166	(96.0)
4～5ヵ国	15	15	(100.0)
計	683人	566人	(82.8)

ることができると思われる。

　明治全期を通じて文部省派遣の留学生は**スライド 35** に示すように計 683 人であった。留学先が 1 カ国であったものは 305 人，2 カ国であったものが 190 人，3 カ国が 173 人，4 ～ 5 カ国は 15 人であった。1 カ国に留学した 305 人の中でドイツを選択したのは 209 人（68.6%），2 カ国の 190 人の中でドイツを選択したのは 176 人（92.6%），3 カ国の 173 人では 166 人（96.0%），4 ～ 5 カ国の 15 人では全員（100%）がドイツを選択していた。全体として見ると，留学生 683 人の約 83％に当たる 566 人がドイツに留学しているのである。

　1 カ国に留学した者 305 人について詳しく調べて見ると，**スライド 36** に示したようにドイツ 209 人，イギリス 41 人，アメリカ 21 人，フランス 16 人などとなっており，1 カ国のみの留学においても圧倒的にドイツが多かったことが理解される。

　全留学生の専門分野別に見たものが**スライド 37** である。自然科学系が約 60%，人文科学系が約 40％であった。自然科学系において，工学が 145 人（全体の 21.2%）で最も多く，次いで医学の 120 人（17.6%），そして理学の 86 人（12.6%）と続く。

　以上の数字は明治政府が自然科学系の知識と技術の摂取導入に強い意欲を持っていたことを窺わせる。医学の専門分野別に出国時の年代を見たのが**スライド 38** で，1897 年（明治 30）頃から急速に多くなっていることが一目で分かるであろう。

　これは 1870 年（明治 3）明治政府が従来の漢方医学を排して西洋医学を採用することに決定し，開成学校教頭 GF Verbeck の意見を容れてその

明治全期留学生国別派遣数		
国	人数	%
ドイツ	209	68.6
イギリス	41	13.4
アメリカ	21	6.9
フランス	16	5.2
オーストリア	5	1.6
ベルギー	4	1.3
ほか	9	3.0
	305	100.0

スライド 36

明治全期留学生専攻分野			
自然科学系		人文科学系	
工学	145 (21.2)	文学	74 (10.8)
医学	120 (17.6)	法学	65 (9.5)
理学	86 (12.6)	教育学	57 (8.3)
農学	40 (5.9)	商学	31 (4.5)
薬学	11 (1.6)	美術	19 (2.8)
水産	5 (0.7)	経済学	15 (2.2)
獣医学	5 (0.7)	音楽・体育	8 (1.1)
歯学	2 (0.3)		269 (39.4)
	414 (60.6)		

683人(100%)

スライド 37

範をドイツとすることにした[47)48)]。こうして翌年にドイツから外科のL Müllerと内科のT Hoffmannが来日して医学教育を開始した。**スライド39**に示すように各々後継者を得て外科学ではJ Scribaが1901年(明治34)まで,内科学はE Baelzが1902年(明治35)まで東京帝国大学に在職して子弟の教育に尽力した。彼らの教育した子弟が主としてドイツに留学したことも当然であろう。明治期の日本の外科について2,3の文献[49)~51)]を示しておく。麻酔法についても言及されている。

ここで明治元年(1868)から太平洋戦争終戦時(1945年,昭和20)までのわが国とドイツとの外交的関係について見ると**スライド40**のようになる。明治維新直後,海軍はイギリスに範をとり,陸軍はフランス方式を採用した。しかし1870～71年(明治3～4)プロシア(ドイツ)・フラ

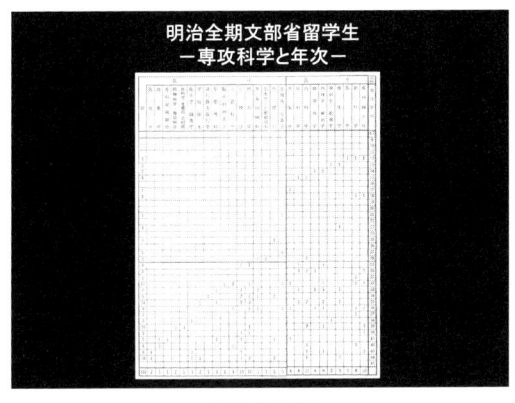

スライド 38

スライド 39   スライド 40

ンス戦争でプロシアが勝利したため，陸軍もプロシア方式に切り替えることになり，陸軍の上層部の多くはドイツに留学し，さらに1885年（明治18）にドイツからメッケル陸軍少佐を招いて陸軍の組織全体を改革した。

しかし1894〜95年（明治27〜28）の日清戦争時には，いわゆる三国干渉という形でドイツは日本の外交方針に反対した。前述したようにドイツへの留学生が1897年（明治30）頃から顕著になってくるのも日清戦争の影響を無視する訳にいかない。その後，第一次世界大戦では日本はドイツと交戦し，日中戦争においてもドイツは中国の蒋介石を応援するなど外交的に見れば日本とドイツは決していつも友好的であったのではない。1940年（昭和15）9月から日本はドイツ，イタリアと三国同盟を結び，イギリス，アメリカと対峙する姿勢が鮮明になった。このように明治，大正，昭和前期において日本とドイツは決して継続的に友好的という関係にあったのではなかったが，日本の政府はドイツの科学技術力，工業力に強い魅力を感じ，このことがドイツへの多数の留学生を数えるに至ったものと考えられる。医学の分野においてもこの例に漏れなかった。確かに当時のドイツ医学は世界に冠たるものがあり，一日も早くドイツの最新の発見・発明をわが国に導入しようとする気運にあった。具体的に述べると**スライド41**に示すように，ドイツで発見された医療技術，開発された薬物が短期間のうちに日本へ将来されていることに驚くであろう。

スライド42に示すようにイギリス，アメリカにおいては1920〜43年（大正9〜昭和18）にかけて麻酔科学が急速に発達した。現代の麻酔科学の根底をなすコンセプトや薬物，器機が開発普及した時期であった。不幸なことにこの期間に日本は軍縮問題などでイギリス，アメリカと対峙反目す

ドイツの麻酔科学の日本への導入		
	ドイツで発見・開発	日本への導入
Cocaine	1884	1885
Infil, Anesthesia	1894	1894
Spinal Anesthesia	1898	1901
Novocaine	1904	1907
Reg. Intrav. Anesthesia	1908	1909
Hedonal	1910	1913
Evipan	1932	1934

スライド41

1920〜50年のイギリス・アメリカにおける麻酔科学			
1920	Magil	気管麻酔	1922 ワシントン軍縮会議
1929	Sword	CO_2吸収法	1928 中国国民政府と衝突
1936	Lundy	サイオペントン	1932 満州国独立
1943	Guedel Nosworthy	人工呼吸法	1937 日中戦争開始
1942	Griffith	クラーレ	1941 太平洋戦争開始
1943	Macintosh	喉頭鏡	1945 太平洋戦争終結

スライド42

る関係にあり，イギリス，アメリカからの医学情報を無視する傾向にあった。このことがさらにわが国のドイツへの傾斜に拍車を掛けたともいえよう。このような背景があったため，スライド42に示したイギリス，アメリカの麻酔科学上の知見が円滑に導入されず，日本はその発達からとり残されたのであった。それに加えてドイツでは優れた局所麻酔薬が開発されて，それを応用した局所麻酔法が発達した。このためドイツの外科医たちは手術時の痛みは局所麻酔のみで十分であると考え，一方気管麻酔を含めた全身麻酔については余り評価しなかった。ドイツに留学した日本の外科医たちはこのようなドイツの外科学の気風を吸収して帰国したのであった。このため太平洋戦争が終った時点で，麻酔科学を中心とするアメリカ医学に接して，あたかも幕末のペリー提督の率いる黒船来航にも譬えられる状況が出現したのである。

　日本の歴史を振り返ると，古代の遣隋使，遣唐使に始まって，現代に至るまでわが国はどこかの国，一国と密接な関係を保ってきた。日本の置かれた地理的状況のしからしめる結果であった。近代におけるこの関係を文明史家ハンチントン[52]は追随戦略（bandwagon）と指摘している（**スライド43**）。適切な指摘であり，現在の相手がアメリカであることはもちろんである。歴史的に見た世界の科学技術の中心地を示したものが**スライド44**である[53]。ルネサンス期の中心はもちろんイタリアであったが，1600年代後半から1700年前半にイギリスへ移動し，1800年前後にはフランスがイギリスにとって変わった。そして1800年代前半から1940年代にかけてドイツに移動した。そして第二次世界大戦後にはアメリカにその座を譲った。このようにして見ると日本がドイツから熱心に情報を得たことは

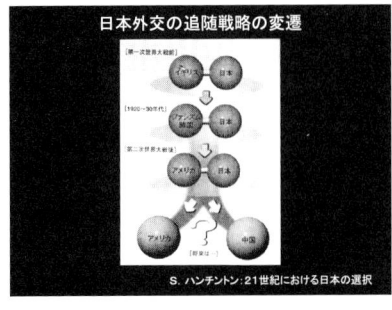

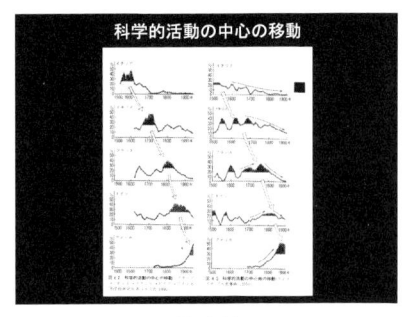

スライド43　　　　　　　　　　スライド44

決して間違いではなかったが，ドイツ以外の諸国の情報を無視して省みなかったことがわが国における麻酔科学の発達が遅れた最大の原因であろう。

4 現況の分析と将来の展望（スライド45）

ここでいう現況とは日本麻酔科学会の現況のことではなく，わが国の「麻酔科学史研究」の現況のことである。博物館設立には大別して二つの意義がある。第1は資（史）料の収集で，将来の正確な日本麻酔科学史執筆のために不可欠である。会員諸氏の中にも種々資（史）料をお持ちの方がおられると思う。しかし個人的に所有していてもそれらは有効に活用されず，時間の経過とともに失われてしまうのがほとんどである。収集された資（史）料が豊富にあってこそ博物館は研究の場であり得るし，資（史）料は整理されて有効な形で会員に有益な情報として発進されるであろう。そしてこれらの情報は社会にも提供されなければならず，それによって人々の麻酔科，麻酔科医に対する理解を一層深めることが可能になり，人々は麻酔科学の恩恵を受けることができると思う。**スライド46**の左は夥しい展示品が陳列されているデトロイト近郊のHenry Ford Museumのホームページを示した。1点ずつでは大した価値がなくても，年代別の同種の品が多数示されればそれらは最早「ガラクタ」でなく，文化財である。

麻酔科学史研究の重要性は，これによって我々麻酔科医，麻酔科学のアイデンティティを確立することにある。**スライド47**にThe First Inter-

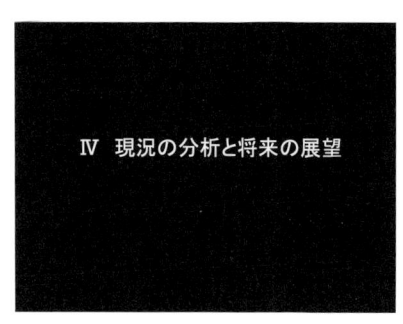

スライド45 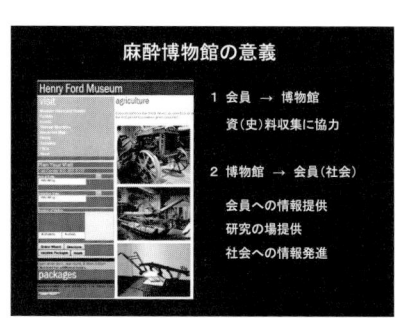　　　　　　　　　　　スライド46

> To establish our Identity
>
> In its short history, little more than 100 years, its pioneers have leveled the jungle of ignorance to build a road on which our generation can proceed.
>
> W Erdmann, Anaesthesia. Essays on Its History 1985 p11

スライド47

national Symposium on the History of Modern Anaesthesia の会長を務めたロッテルダム大学麻酔科 Erdmann 教授の言葉[54]を示した。我々の先達は "The jungle of ignorance" と闘って今日我々が歩んでいる道を開拓してくれたことに深く感謝しなければならない。しかし現在我々が歩んでいる道も決して平坦な道ではない。"The jungle of ignorance" は切り拓かれた訳ではなく，依然として我々の前に存在する。麻酔博物館設立を期に会員諸氏が博物館の充実に一層協力されることを一名誉会員としてお願いしたい。

注 および 参考文献

1) 藤田俊夫．松木明知編．日本麻酔科学史資料3．Dr.Saklad博士と日本麻酔科学．東京：克誠堂出版；1989．
2) 松木明知．続麻酔科学の源流．東京：真興交易医書出版部；2009. p.57-9.
3) Rupreht J, van Lieburg MJ, Lee JA, et al. Anaesthesia Essays on Its History. Berlin : Springer ; 1985. p.11-2.
4) Yamamura H. History of Modern Anaesthesia in Japan. 文献3) のp.217-9.
5) Inamoto A. The Influence of Modern Anaesthesia of Other Countries on the Growth of Anaesthesia in Japan. 文献3) の p.220-3.
6) Satoyosi M. History and Development of Pediatric Anesthesia in Japan. 文献3) の p.145-7.
7) Snow J. On the Inhalation of the Vapour of Ether. London : J Churchill ; 1847. reproduced by Matsuki A. Tokyo : Iwanami Book Service Center ; 1987.

8) 日本麻酔科学会 50 年史編集委員会編．日本麻酔科学学会 50 年史．麻酔 2004；53(supplement)．
9) 松木明知．華岡青洲の新研究．弘前：2002．p.126-9．
10) 松木明知．華岡青洲と「乳巌治験録」．弘前：2004．p.97-8．
11) 松木明知．華岡青洲と麻沸散―麻沸散をめぐる謎―(改訂版)．東京：真興交易医書出版部；2008．p.118-24．
12) 文献 9)の p.25-40．
13) 上山英明．華岡青洲先生．その業績と人となり．那賀町：医聖・華岡青洲顕彰会；1999．p.11-2．
　　上山はこの著書の中で「しかし本当は，青洲は実験には犬を使ったのです。」(p.11)と記しているが，これを実証する史料はない。伝聞を記しただけである。
14) 文献 11)の p.93-8．
15) 松木明知．華岡青洲と最初の全身麻酔下乳癌手術の期日．麻酔 1972；21：300-1．
16) 呉　秀三．華岡青洲先生及其外科．東京：吐鳳堂書店；1923．p.56．
17) 森　慶三，市原　硬，竹林　弘．医聖華岡青洲．和歌山市：医聖華岡青洲先生顕彰会；1964．p.37，347．
18) 文献 2)の p.169-87．
19) 文献 11)の p.193-202．
20) 本間玄調の「続瘍科秘録」(1859 年，安政 6)巻 1 の 6 丁裏から 7 丁表にかけて次のような記述が見られる。
　　「動脈ノ幹ヲ緊紮シタル時，今マテ脚ヘ循環シタル血急ニ留滞シテ脈管ノ膨張スル理ナレ共，自然ノ良能ニテ，其血何ノ処ヘカ帰シテ膨張スル事ナシ」(句読点―松木，異体字は常用漢字に直した。)
21) 鎌田桂洲(玄台)．外科起廃．1849 年(嘉永 2)巻 1 に 1839 年(天保 10)6 月に門人松岡肇によって記述された「麻沸湯論」5 丁(10 頁)が収められている。
22) Keys TE. The History of Surgical Anesthesia. New York : Schuman's ; 1945. p.32-3, 107.
23) Duncum BM. The Development of Inhalation Anaesthesia. London : Oxford University Press ; 1947. p.130-65.
24) Rushman GB, Davies NJH, Atkinson RS. A Short History of Anaesthesia. The First 150 Years. Oxford : Butterworth Heinemann ; 1996. p.16-8.
25) Schlesinger J. Die Einathmung des Schwefel-Aethers in ihren Wirkungen auf Menschen und Thiere. Leipzig : Wolfgang Gerhard ; 1847.

26) Schlesinger J(vertaard door Sarluis J). Over den Invloed der Inademing van den Zwavel-Aether op Menschen en Dieren. 's Gravenhage. J. M. van 'T Haaff. 1847.
27) 日蘭学会編．江戸幕府旧蔵蘭書総合目録．江戸時代日蘭文化交流資料集（二）．東京：吉川弘文館；1980．p.126．
28) 松田　清．江戸のモノづくり．佐賀鍋島家「洋書目録」所収原書復元目録．特定領域研究A　A02　器物・文献資料の横断的基盤整備　蘭学基礎資料の調査・研究　課題番号14023102．2006．p.143-4．
29) 杉田成卿．亞的耳吸法試説．（済生備考　巻二）．1850（嘉永3）．
　　なお文献25），26），29）は松木明知編．日本麻酔科学史資料3．東京：克誠堂出版；1988に覆刻収載されている．
30) Schleich CL. Schmerzlose Operationen. Berlin : J Springer ; 1894.
31) 寺田織尾．無痛手術．東京：金原医籍商店；1899．
32) 北川乙次郎．脊髄ノ古加乙涅麻酔ニ就テ．東京医事新誌1901；1200号：653-8．
33) Matsuki A. Nothing new under the sun —A Japanese pioneer in the clinical use of intrathecal morphine—. Anesthesiology 1983 ; 58 : 289-90.
34) Matsuki A. Dr Otojiro Kitagawa, A Japanese Pioneer in the Clinical Use of Intrathecal Morphine. Fink B(ed). Proceeding of The History of Anesthesia Third International Symposium. Park Ridge : Wood Library- Museum of Anesthesiology ; 1992. p.288-92.
35) Barros S. Nothing new under the sun —A French(not a Japanese)pioneer in the clinical use of intrathecal morphine. Diz JC, et al.(eds). The History of Anesthesia. Proceeding of the Fifth International Symposium on the History of Anesthesia. Amsterdam : Elsevier ; 2002. p.189-92.
36) Barrosの研究によって確かに北川が最初の報告者でなく，リヨンの外科医Jabouleyが北川よりも1年前に行っていることが明らかになった．しかしBarros の論文には，Jabouleyの学会発表日，彼の患者についての記述に過ちがあるので，近くこれを指摘する論考を発表する予定である．
37) 三輪徳寛．療法総論．佐藤三吉監修．日本外科全書(3巻)．東京：吐鳳堂書店；1916．
38) 松木明知．麻酔科学のパイオニアたち—麻酔科学史序説—．東京：克誠堂出版；1983．p.64-73．
39) 永江大助．「メーヨー」(Mayo Clinic)ニ於ケル外科麻酔ノ近況．軍医団雑誌1938；307号：1433-42．
40) 遠山　博．永江大助．東大十四年会編．私共の歩んだ道．1984．p.177-81．

なお遠山　博博士は永江大助の女婿で東京大学医学部附属病院輸血部，埼玉医科大学総合医療センター(中検・輸血部)に勤務された。

41) 津田誠次. 麻酔の実際. 東京：金原商店；1940.
42) 斉藤　眞. 脊髄麻痺. 東京：金原商店；1941.
43) 高島令三. 麻酔法. 東京：敬文社；1942.
44) 川喜田愛郎. 日米医学教育者協議会雑感. 日本医事新報1950；1375号：2348-51.
45) 西丸和義.（日米医学教育者協議会）生理学部会に出て. 廣島医学1950；3：183.
46) 渡辺　實. 近代日本海外留学生史(上). 東京：講談社；1977. 付録.
47) 小川鼎三. 医学の歴史(中公新書). 東京：中央公論社；1964. p.170-8.
48) 宗田　一. 図説日本医療文化史. 京都：思文閣出版；1989. p.363-7.
49) 茂木蔵之助記.「本邦外科学発達ノ回顧」座談会. 日本外科学雑誌1931～32；32：413-43.
50) 田代義徳. 本邦に於ける外科学二十五年の回顧. 刀圭新報1911；2：401-14.
51) 近藤次繁他(座談会). 駿河台病院の近藤次繁先生に「外科の懐旧談」を訊く. 臨床の日本1936；4：68-87.
52) サミュエル・ハンチントン(鈴木朱悦訳). 文明の衝突と21世紀の日本(集英社新書). 東京：集英社；2000. p.45-53.
53) 湯浅光朝編. コンサイス科学年表. 東京：三省堂；1988. p.127-31.
54) 文献3)のp.11.
　編者の一人Erdmann教授はForewordの中で"In its short history, little more than 100 years, its pioneers have leveled the jungle of ignorance to build a road on which our generation can proceed."と述べている。

III

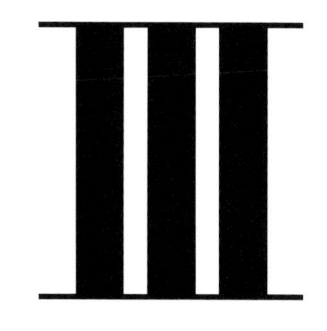

なぜ「麻酔学」という誤った語が造られたのか
―「麻酔」から「麻酔学」へ,そして「麻酔学」から「麻酔科学」へ―

III　なぜ「麻酔学」という誤った語が造られたのか

　1954年（昭和29）に「日本麻酔学会」（当時の名称）が創設されて以来すでに半世紀以上経過したが，我々の専門とする領域の名称や関連学会の名称について今なお混乱が認められることは大変悲しむべきことであろう。混乱自体が斯界の発展に抑制的に作用するし，何よりも指導的立場にある者の自分たちの専門分野に対する理解の浅薄さを暴露しているからである。そしてひいてはこの混乱や浅薄さが社会に対して誤った情報を発信し，我々の専門分野に対する社会の正しい理解を妨げていると考えられるからである。

　医育機関で「麻酔科学」の教育を担当している責任者が自らの専門分野「麻酔科学」についての正しい認識を有してこそ，初めて正しい「麻酔科学」の情報が医学界，さらには社会に発信されるものと著者は考えている。現今，一般の市民が「麻酔科学」に対して今なお持っている誤解も，その原因の根源を探ると結局は我々自身の「麻酔科学」に対する不確かな認識と理解に辿り着くのである。

　著者は「麻酔」，「麻酔科学」などの語史の問題についてこれまで多くの論考[1)～6)]を発表してきたが，本章では改めてこの問題について総説的に述べ，医育機関に勤務する方々や医療関係各位の一層の理解を得たいと思う。

　本論に入る前に明らかにしておきたいことがある。それは「麻酔」の語義である。「麻酔」とは医療の目的のために身体の全部，つまり全身，あるいは身体の一部の運動機能や感覚（意識を含む）を可逆的，一時的に取り除く方法や取り除かれた状態をいう。つまり「麻酔」とは「方法」や「状態」を意味しているのである。以上のことから例えば「麻酔の歴史」というのは「麻酔の方法の歴史」，「麻酔法の進歩発展の歩み」を意味するもので，「麻酔の状態の歩み」を意味するものではないことは明らかであろう。また「麻酔」に続く動詞は「（麻酔を）行う」，「（麻酔を）する」であって「（麻酔を）かける」ではない。時代の経過によって語義に変化が見られることを否定するものではないが，それは数十年～百年単位のことである。このことを理解している人はきわめて少ない。

1　「麻酔」という語は漢語か

　西洋の医学用語であれば，その語源はギリシャ語由来とか，ラテン語由

来であるとかほとんど明らかにされている。例えば阿片[7]を意味するopiumはギリシャ語で広く植物の汁を意味するopiosに由来し，けし坊主に傷を付けて得られる汁をopionと称した。それがラテン語のopiumになった。一方けしやそれから採取される阿片はトルコ語・アラビア語圏ではafyun（affion, amphion）[8]と称され，それが中国で阿芙蓉，阿片，鴉片と訳された。とくに阿芙蓉の訳は巧みで，けしの花の美しさは芙蓉に次ぐ（阿）という意味と同時にafyun（affion, amphion）の原音を生かした漢訳であった。

さて「麻酔」の語源はなんであろうか。日本語の場合，とくに漢字で表記されていれば，例外はあるものの，多くの場合中国由来の漢語であると考えるのが当然である。著者も初めはそのように考えた。そして「麻酔」の初出を求めて清朝時代，元時代，宋時代，さらに春秋・戦国時代にまで遡って中国の文献を博捜したがついに見出すことはできなかった。この作業に十数年を要した。このことは「麻酔」が漢語ではなく，いわゆる和製漢語であることを強く示唆した。

2　華岡青洲は「全身麻酔」をどのように表現したか

言うまでもなく華岡青洲は世界で最初に全身麻酔下に外科手術を行ったことで有名である[9]〜[11]。ここで言う「世界で最初」には条件がある。麻酔担当者の名前が知られていること，患者の名前が知られていること，麻酔と手術の行われた期日が確定していること，手術内容が明らかなこと，そして以上を証明する信拠すべき記録が遺されていることの5つの条件が必要である。もっとも青洲以前に全身麻酔下に手術を行った医師がいたことは十分考えられるが，以上の条件が揃わないのである。従来青洲が最初に全身麻酔を行った期日は呉　秀三の研究[12]によって1805年（文化2）10月13日（陰暦）とされてきた。しかし呉の主張の根拠に誤りを見出した著者[13]は，奈良県五條市の講御堂寺の過去帳に患者藍屋かんの戒名を見出し，彼女の没年が1805年（文化2）2月26日であることから，手術が行われたのは1804年（文化元）10月13日であると特定した（**写真1**）。青洲が乳癌の治療を開始したのは1804年（文化元）1月以降であることは実証されているからである。

Ⅲ なぜ「麻酔学」という誤った語が造られたのか

さて青洲はその記録「乳巖治験録」(写本)に「正気恍恍乎不識人事。終身麻痺不覚痒痛」(正気恍恍として人事を識らず。終身麻痺して痒痛を覚えず。)とある(**写真2**)。つまり青洲は「麻酔」という言葉を使わなかったのである。正確に言うと「麻酔」という言葉が存在しなかったのである。一方,「麻痺」という言葉は使われていた。「麻痺」は本来局所の感覚や運動機能が鈍麻消失した状態を示した。なお「全身」を意味した「終身」は誤字と思われ,正しくは「周身」である。「論語」よりも古い時代に執筆されたと言われる「春秋左氏伝」に披見される言葉である。「終」と「周」が同音であるため誤ったのであろう。因みにこの写本「乳巖治験録」は従来青洲の筆録になるというのが定説であったが,著者[14]は青洲の末弟鹿城によると推定している。

青洲以前には全身麻酔という概念は明確にされていなかったから,「麻酔」という言葉が誕生したのは,青洲より後の時代ということになる。当然青洲以前の日本の医書にも「麻酔」の語は見出されない。また弟子たち

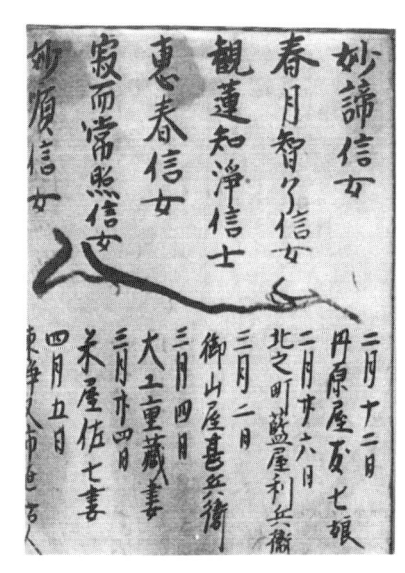

写真1　「講御堂寺」過去帳
　　　　「引導霊簿」文化2年の条
　　　　2番目が「かん」の戒名

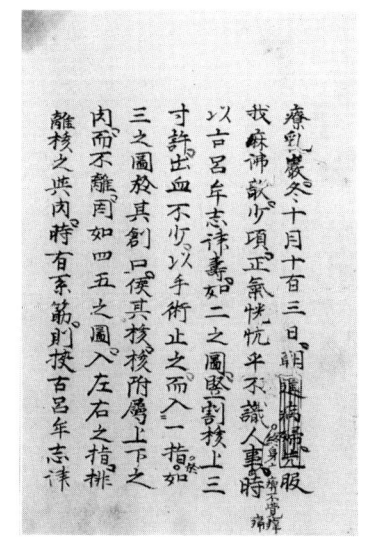

写真2　「乳巖治験録」の5枚目表
　　　　(乱帖のため正しくは6枚
　　　　目裏)

が書き残した華岡流の医学を伝える写本などにも「麻酔」の語は披見されない。

3　杉田成卿訳「亞的耳吸法試説」と「麻酔」

1846年（弘化3）10月16日ボストンのマサチューセッツ総合病院でエーテル麻酔の公開実験が行われた。術者はJohn C Warren，患者はGilbert Abbotで下顎の腫瘍の切除術を受けた。そして麻酔を担当したのが歯科医 William TG Morton であった[15)16)]。以来エーテル麻酔の情報はイギリス，ヨーロッパ諸国，オーストラリア，ニュージーランドを含めた全世界に急速に広まった。しかしエーテル麻酔を実際の外科手術に応用したのはMortonが最初ではなかった。ジョージア州ジェファーソンのCrawford W Longが1842年（天保13）3月30日に友人James M Venableの頸部腫瘍をエーテル麻酔下に切除したのであったが，Longはこの症例について当時発表せず，7年後の1849年になってから地元の医学雑誌に報告しただけであった[17)]。このような事情があったため，Mortonの公開実験の時期はLongの麻酔実施より4年も遅れたにもかかわらず，世界に情報が発信されたということで，現在においても高く評価されているのである。

当然のことながらヨーロッパ各国でも競ってエーテル麻酔が実地に応用され，教科書が執筆された。ドイツで執筆された中の1冊がライプチッヒの開業医であったJ Schlesingerの"Die Einathmung des Schwefel-Aethers in ihren Wirkungen auf Menschen und Thiere"（硫酸エーテル吸入の人および動物に与える作用）であった。この本は評判が良かったと見えて，すぐに増補第2版が作られたらしい。これをオランダ・ハーグのJ Sarluisがオランダ語に翻訳して出版した。同じ1847年のことであった。このオランダ語訳がわが国に舶載されて，幕府天文台訳官であった杉田成卿の閲覧するところとなり，成卿はこれを翻訳し「亞的耳吸法試説」（1850年，嘉永3）（**写真3**）と題した。ドイツ語原書（**写真4**），オランダ語訳書（**写真5**），成卿訳についての詳細は拙著[18)]と本書Ⅳ　杉田成卿訳の「亞的耳吸法試説」についてに譲る。「亞的耳」は「アーテル」と読む。写真3〜5は本書Ⅳの写真4，8，5と同じであるからここでは省略する。

「亞的耳吸法試説」の第3丁表で成卿は「亞的耳ノ吸法ヲ行フ事十分時

ノ後。患者全ク麻酔シ。脈徐ニシテ且小トナル。」と書いている。これがこの書における「麻酔」の語の初出である。「麻酔シ」に対応するオランダ語は "in algemeene verdooving"（"verdooving" は近世の綴りで，現在では "verdoving"）無感覚，麻痺，麻酔の意である。英語にすれば "in general anesthesia" である。この他 "narcose" などの語も含めてエーテル吸入によって作られる無意識・無痛状態を「麻酔」とし，方法を「麻酔法」と明記した。以上によって現在我々が理解して使用している「麻酔」という概念の言葉を造語したのは杉田成卿であることが判明した。「麻酔」,「麻酔法」など「麻酔」の語は「亞的耳吸法試説」の中で多数見られる[19]。このことによって成卿が偶々1～2回「麻酔」の語を使用したのではなくして，系統的に使用したことが理解されるであろう。

「麻」とは身体の一部や全部がしびれたり，感覚がなくなることを意味し，「酔」とは「薬」（「酔」の酉偏）によって意識が散りじりになる（旁の「卒」）ことを意味している。つまり「麻酔」とは薬によって感覚と意識が消失することを表現した成卿の巧みな造語であったことが知られる。

しかし「麻酔」がそれまで一般に流布していた「麻痺」や「麻薬」に近似したことに加えて，その後日本に導入された "Hypnose"（後に「催眠術」と訳された）が当初「魔（麻）睡（術）」と同音の語に訳されたため混乱が生じた[20]。一般の人たちが「麻酔」という言葉を正しく理解していない理由の過半はここにあると思われる。

4　明治から昭和初期にかけての日本の外科医と「麻酔」

明治政府はそれまで千数百年連綿として行われてきた漢方医学を排して，西洋の医学，とくにドイツの医学を範とすることに決した。この背後には色々紆余曲折があった[21]。

ドイツから招かれた教師 Leopord Müller, Theodor Hoffmann と彼らの後継者たちは優秀な学生たちを留学生としてドイツに送り出した。彼らは懸命にドイツ医学を吸収してそれを日本に伝えた。本書「Ⅱ　なぜ太平洋戦争前の日本では麻酔科学の発達が遅れたのか」で詳述したように，1890年代から1920年頃まで，ドイツ（ドイツ語圏）では局所麻酔薬の開発や

局所麻酔法が顕著に発展した。そしてクロロホルム麻酔による心停止例多発の影響もあって，ドイツの外科医たちは局所麻酔を全身麻酔に優先する方法と考えた。日本の外科医たちもこのようなドイツの外科医の考えを日本に伝えた。つまり「麻酔」は手術のための手段にすぎず，全身麻酔よりも局所麻酔が優れているとした。このため麻酔法は単なる手段にしかすぎず，それを本格的に研究する外科医もほとんどいなかったというのが実情であった。したがって「麻酔」に関する学問も発達しなかった[22]。

しかし1920年（大正9）頃から1940年（昭和15）頃にかけてイギリスやアメリカでは全身麻酔法とその関連分野が顕著に発達[23)24)]したが，この時期に日本はイギリス，アメリカと政治，外交的に険悪な関係にあった。したがってイギリス，アメリカの情報からは全く遮断された状態にあった。日本人の一極集中的傾向の一端を示していると言えよう。このような状況で太平洋戦争の敗戦を迎えるのである。したがって終戦以前の日本では，方法としての「麻酔」は存在したものの，学問としての「麻酔科学」は存在せず，その前提条件である「麻酔」に専従する医師は一人もいなかったのである。「麻酔学」という言葉すらなかった。

臨床の分科はその分野の知識と技術が進歩して，それに専従する医師が多数出現して成立する。医者の中でも外傷や骨折の治療を得意とする医師の数が増えて，外科医となり，外科医もさらに分科して骨折治療などを得意にする集団は整形外科医となった。そして彼らの行う学問が外科学となり，整形外科学となったのである。最初に外科学があり，整形外科学があったのではない。つまりある医療分野の知識・技術の発達・集積があって，それに専従する医師が増え，彼らがより一層の発展を求めて研究してその分野の学問が大系付けられるのである。つまりまず専従者が出現しなければ，その分野の進歩は望むべくもない。残念ながら，太平洋戦争終戦前の日本では「麻酔」に専従する医師は一人もいなかった。「麻酔」などは単なる鎮痛方法にすぎないと考えられ，研究する対象ではなかったのである。ドイツの外科医たちの考えを踏襲したのであった。これが当時の外科医たちの一般的な考えであった。このような状況の日本にアメリカ・ロードアイランド病院の麻酔科部長 Meyer Saklad 博士が来日して近代麻酔科学を外科医たちに伝えたのであった。1950年（昭和25）7〜8月のことであった。

5 Meyer Saklad 博士の来日と日本への近代麻酔科学の導入

　Meyer Saklad 博士の来日は日本の外科医たちにとっては将に 1853 年（嘉永 6）下田に来航したアメリカ・ペリー提督率いる東インド艦隊の"黒船"にも匹敵するものであった。このことについての詳細は藤田と著者編の著書[25]や拙著[26]を参照して欲しい。
　Dr Saklad は日米連合医学教育者協議会の「麻酔」部門の講師として来日したのであったが，日本側の責任者は慶應大学医学部外科の前田和三郎教授であった。打ち合わせのため前田教授の部屋を訪ねた Dr Saklad は日本にどのような「麻酔」関係の本があるか尋ねた。前田教授は「何もありません」と答えた[27]。Dr Saklad が正確にどのように表現したかはわからないが，恐らく「any Japanese textbook of anesthesia (or anesthesiology)」の言葉を用いたと推定される。日本には「麻酔」の方法に関する 2 冊の小冊子（パンフレット）と 1 冊の本はあったが，とても「textbook」と呼べるものではなかった[28]。
　専門家としての「麻酔」専従者が誰もいないし，学問として研究すべき対象とも考えられていないから，方法についての小冊子はあっても，系統的に叙述した教科書がなかったのも当然である。もちろん臨床の一分科としての「麻酔科」も存在していなかった。したがってこの時点で「麻酔科学」という言葉が造語される可能性は皆無であったと考えられる。
　しかしここで注目すべきことがある。Dr Saklad の講演要旨の I は「麻酔科医としての一般的注意」[29]であった。この 1 頁に満たない節に「麻酔科医」という言葉が 5 回披見される。終戦前にアメリカに留学した経験を持ち，このセミナー直前にアメリカから帰国したばかりの東京大学医学部外科学の清水健太郎教授が通訳をしたが，清水教授はアメリカでは麻酔科が講座，そして診療科として独立しており，そこで働く医師は「麻酔科医」であることを明確に理解していたに相違ない。だから Dr Saklad の発する"Anesthesiologist"を正確に「麻酔科医」と訳したのである。また 2 頁半の「IV　麻酔科医の教育に就いて」においては，麻酔科医が 5 回，麻酔科が 2 回，麻酔学が 1 回用いられている。出席したのは主として東日本の医育機関の外科教授または助教授であったから，彼らの脳裏に「麻酔科医」

の存在が鮮明に刻まれたと考えられる．しかし彼らは Dr Saklad の講演で大きなショックを受けたものの，「麻酔」に対する従来の考えを改めようとはしなかった．

　このことが最も顕著に表されているのが，前述した講演会の記録「最も新しい外科と麻酔」という題名である．Dr Saklad が伝えたのは単に全身麻酔の方法と脊髄くも膜下麻酔の方法というだけでなく，麻酔科医になるための教育システムを含めた麻酔科学全般にわたるものであった．したがって上記の講演会の記録は「最も新しい外科と麻酔科」とすべきであった．「外科」と対をなす言葉は「麻酔」ではなくして「麻酔科」だからである．「麻酔科」とせずに「麻酔」とした背景には，まだ日本には「麻酔科」が存在していなかったことに加えて，「麻酔」は単なる鎮痛のための一手段にしかすぎないという多くの外科医の考えが反映されたものと推察される．このようなことを併せ考えると，彼らには "Anesthesiology" に「麻酔科学」，"Anesthesiologist" に「麻酔科医」という訳語を付ける考えは浮かばなかったのであろう．そして生まれたのが「麻酔学」という誤った訳語であった．"Anesthesiology" の "Anesthesi-" に対して「麻酔」，"-ology" に対して「学」を対応させて造語したのである．如何なる事物でも時代の制約を受けない訳にはいかないから，当時「麻酔学」という語が誕生したことはやむをえなかったことであろう．問題は時代が大きく変わっても，「麻酔学」が誤っているということを著者が指摘するまで誰も「意識」しなかったことである．

6　東京大学医学部麻酔学講座の開講と日本麻酔学会の創立

　Dr Saklad の麻酔科学の講演は日本の外科学の教授たちに大きな衝撃を与えた．とくに肺結核の手術を行っていた胸部外科医たちは自分たちが局所麻酔で苦労して行っている肺切除術などがアメリカでは気管麻酔下に患者に苦痛を与えることなく安全に行われていることを知って動転した．そして一日でも早くこの技術を日本に導入しなければならないと考えた．外科医たちの目的は「手術すること」にあった．手術して結核の病巣を取り除くことが目標であった．これは間違いではない．しかし彼らは「手術」

III なぜ「麻酔学」という誤った語が造られたのか

も手段にしかすぎないことを理解しなかった。現在でもこのように誤解している外科医が多い。外科医の多くは「麻酔」は「手段」であり「目的」でないと主張する。著者に言わせればこれは誤った考えである。より高い次元から見れば，医療の目的の一つは患者を健康な状態，ないし可能なかぎり日常生活に支障のないようにすることであり，この視点からすれば「麻酔」のみならず「手術」も一手段にすぎない。彼らは「手術」をすることが「目的」であったため，一部の外科医は肝心の患者の存在を軽視する傾向にあった。当時局所麻酔下で肺結核の手術を受ける患者の苦痛は大変なものであった[30]。

いずれにせよこのような外科医の焦慮は日米連合医学教育者協議会麻酔部会において Dr Saklad の世話をした慶應大学医学部外科の前田和三郎教授が翌年1951年（昭和26）4月に東京都で開催された第51回日本外科学会で「麻酔学の教育及び研究は緊急事である」という会長講演となって現れた。ここでも「麻酔学」という語が使用されているが，これ以外の表現の仕様がなかったと考えられる。

「教育」と「研究」を行うためには医育機関に講座を創設することが不可欠である。こうして1952年（昭和27）に東京大学医学部に「麻酔学講座」が開講された[31]。

ここでも「麻酔学」が用いられている。臨床の科として「麻酔科」を創設するのであるから「麻酔科学講座」として欲しかった。「外科」の教室は「外科学講座」，「内科」の教室は「内科学講座」であるから，「麻酔科」の場合「麻酔科学講座」にならなければならないことは自明であったはずであるが，しかし誰もこのことに深い思いを寄せなかった。関係者が皆外科医だったからと思われる。ひょっとして講座開設に尽力した第1外科の清水健太郎教授は Dr Saklad の講演会で「麻酔科医」の語を使用しているから，「麻酔科学教室」を考えたかも知れない。講座開設の申請が先に出ていた東北大学の武藤完雄教授からの書類に「麻酔学講座」[32]とあったので，文部省が「麻酔学講座」に統一したとも推察される。

東京大学医学部に「麻酔学講座」が開講されたため，それまで日本で漠然と用いられてきた「麻酔学」という言葉が正式に普及し定着した。市民権を得たといってもよい。

2年後の1954年（昭和29）に「日本麻酔学会」が創立された。これは先に述べた慶應大学の前田教授の会長講演を承けたものであったことは間

違いない。「教育」と「研究」の促進のためには医育機関に講座を開設しただけでは不十分で，各施設の研究を発表する場，つまり学会が必要で，ここで切磋琢磨してこそ真の進歩発展が得られる。この年の1月に前田和三郎（慶應大学），福田　保（順天堂大学），清水健太郎（東京大学），木本誠二（東京大学），篠井金吾（東京医大）と武藤完雄（東北大学）の各教授と麻酔科医として山村秀夫（東京大学），天野道之助（慶應大学）が会合を持って，学会設立の意義，設立の手順などを話し合った。こうして23人からなる学会設立委員会が作られ，5月1日に開かれた設立委員会で学会の設立が決定した。同時に開催された第54回日本外科学会（会長津田誠次，岡山大学教授）前日の同学会の評議員会でも賛同が得られた。学会の名称は「日本麻酔学会」であった。すでに東京大学，東北大学に「麻酔学講座」が開講されていたので，「日本麻酔学会」となったのも当然の成り行きであった[33]。

　ここで注目しなければならないことは拙著[34]でも指摘したことであるが，欧米諸外国では医療の一分野で大きな技術革新などがあると，その分野に専従する医師が出現した。その医師たちは自分たちの知識や技術の向上，社会的地位の向上を目指して団体を作り，学会を作った。そして後継者を育てるためには医育機関に講座を開設して教育したのである。つまり専従者→団体，学会→講座の開設の順序であったが，日本では全く逆で講座の開設→団体，学会→専従者という順序であった。ただし学会の設立時には，わずか山村秀夫と天野道之助の両氏が専従者であった。山村秀夫先生から2009年（平成21）6月18日に私信を頂戴したが，拙著[35]を読んだ感想を述べられ「詳細な研究によって日本における麻酔科の発展の特異性が良く分かりました。」と記しておられる。この特異性はこれまで誰も指摘してこなかったことである。

7　科名についての論争

　上述したように著者は「麻酔」の語史について研究した。この研究は当然「麻酔科」，「麻酔学」の語の問題に発展する。「科」は臨床部門における診療の一領域を示す。内科，外科，産婦人科，眼科などで自明である。その「科」の学問を表現するためには末尾に「学」を付け加える。「内科学」，

「外科学」,「産婦人科学」,「眼科学」となる。一方, 基礎医学部門においては診療科ではないから「科」を付けることをせず, 単に「学」を付けて「解剖学」,「生理学」,「病理学」とする。このように考えると「麻酔学」はまことに奇妙な名称である。診療科を持つ講座でありながら基礎医学のように「科」が付いていない。逆に「科」の付いていない講座だから外からは「基礎医学の講座」のようにも見える。

　以上のような考察を行って著者[36]は「麻酔学」は誤りで「麻酔科学」とすべきであると主張した。これに従うと当然「日本麻酔学会」は「日本麻酔科学会」としなければならない。きわめて大きな問題を提起したことになる。予想されたことであるが全く反応がなかった。恐らく「日本麻酔学会」の会員のほとんどが真剣に考えたことのないことだったからである[37]。ところがこの発表後3年経ってから鳥取大学麻酔科の佐藤　暢教授[38]が著者に対する反論を発表した。反論の骨子は1) 内科, 外科は一語であり, これに対応するのが「麻酔」である。2)「麻酔」に関する学問であるから「麻酔学」でよい。3) 麻酔科の学問と受取られるような名称は好ましくない。4) 精神神経科, 内分泌科など学会は「日本精神神経学会」,「日本内分泌学会」であり「科」が付いていない, ということであった。著者は早速反論に対する再反論[39]を発表したが, 上記の佐藤教授の指摘する4点についてすべて整然と反駁している。1) は明らかに誤りで, 内科, 外科は臨床の一分科を示しており, それに対応するのは「麻酔科」であって「麻酔」ではない。本章の冒頭で述べたように「麻酔」の意味するところは「方法」であり「状態」である。臨床の一分科と方法や状態が同じである訳はない。

　しかし佐藤教授が最も誤解していたことは,「(麻酔科学とすると) 麻酔科の学問と取られるような名称は好ましくなく, 麻酔科という診療科の学問となるとおかしい」という点である。これも前述したように, 臨床のある分野で進歩発展が見られて専従者が出現する。その専従者たちが行う診療が新たに臨床の一分科となる。麻酔科学で言えば, エーテル麻酔法が発見されて, 麻酔方法が進歩し, それに専従する医師が出現し, 彼らが団体・学会を作り, 講座を開設した。まず専従者が現れ, 診療の分科が見られ, 学会が作られ, そして講座が作られるのである。診療科の学問であって何もおかしくない。このことを佐藤教授は誤解されていたと思われる。もちろん学問の進歩によって科の垣根が消失することも, 新しい科が誕生する

こともあろう。「麻酔科」内で行われている診療内容も医学，関連諸分野の進歩によって大きく変容することも当然ありうる。また科自体の存在意義が消褪することも十分考えられる。

しかし診療内容が大きく変わったからといって「麻酔科」という名称を変える必然性はない。最近の傾向を見ても内科，外科の診療内容は一変しているといっても過言ではないが，にもかかわらず「内科」,「外科」の名称を変えなければならないという声は全く出てこないということに注目すべきであろう。

著者が「麻酔」,「麻酔科」,「麻酔科学」などの言葉に拘るのは，これらによって我々の考え方，アイデンティティが表現されていると思うからである。「名詮自性」という古い言葉がある。平たく言えば「名は体を表す」である。著者はこれまでの日本の麻酔科医たちは自分たちのアイデンティティの確立，社会的地位の向上にそれほど熱心に努力してこなかったのではないかと推察している。本章を通じて一人でも多くの麻酔科医がこの問題を真剣に考えて戴きたいと思う。

注　および　参考文献

1) 松木明知．「麻酔」の語史学的研究．麻酔科学のパイオニアたち—麻酔科学史研究序説—．東京：克誠堂出版；1983．p.109-18.
2) 文献1)のp.119-31.
3) 松木明知．「麻酔」の語史学的研究．麻酔科学のルーツ．東京：克誠堂出版；2005．p.237-45.
4) 文献3)のp.246-51.
5) 文献3)のp.252-61.
6) 松木明知．「麻酔」の語史．麻酔科学の源流．東京：新興交易医書出版部；2006．p.175-96.
7) 小川鼎三．医学用語の起り．東京：東京書籍；1973．p.30-3.
8) Schleiffer H. Narcotic Plants of the Old World. New York : Lubrecht & Cramer, Monticello ; 1979. p.104-5.
9) 松木明知．華岡青洲の新研究．弘前：2002.
10) 松木明知．華岡青洲と「乳巖治験録」．弘前：2004.
11) 松木明知．華岡青洲と麻沸散—麻沸散をめぐる謎—．東京：新興交易医

書出版部；2006.
12) 呉　秀三．華岡青洲先生及其外科．東京：吐鳳堂書店；1923. p.56, 260.
13) 松木明知．華岡青洲と最初の全身麻酔下乳癌手術の期日．麻酔1972; 21：300-1.
14) 文献8)のp.126-43.
15) Keys TE. The History of Surgical Anesthesia. New York : Dover Publications ; 1963. p.27.
16) Wolfe RJ. Tarnished Idol. San Anselmo : Norman Publishing ; p.57-74.
17) Boland FK. The First Anesthetic. Athens : University of Georgia Press ; 1968. p.31-50.
18) 松木明知．日本麻酔科学史資料2．東京：克誠堂出版；1988.
19) 「麻酔」を含む語が見られるのは，3丁表，7丁表(2カ所)，11丁裏，12丁表(4カ所)，14丁表，18丁裏，22丁裏，23丁裏，25丁表，33丁表，33丁裏，34丁表，35丁裏(4カ所)，36丁表，41丁裏，42丁表，44丁裏である。
20) 文献3)のp.241.
21) 小川鼎三．医学の歴史(中公新書)．東京：中央公論社；1964. p.170-8.
22) 松木明知．(続)麻酔科学の源流．東京：新興交易医書出版部；2009. p.31-78.
23) 文献15)のp.114-7.
24) Rushman GB, Davies NJH, Atkinson RS. A Short History of Anaesthesia —The Fist 150 Years. Oxford : Butterworth Heinemann ; 1996. p.192-5.
25) 藤田俊夫，松木明知編．日本麻酔科学史資料3．Dr. Sakladと日本の麻酔科学．東京：克誠堂出版；1989.
26) 文献3)のp.63-75.
27) 前田和三郎監修．最も新しい外科と麻酔．東京：診断と治療社；1951. p.1.
　　文献25)にも全文収載されているが，定本として用いたのは国立国会図書館から取り寄せた複写であったが，手違いで前田教授の「まえがき」が欠落していた．当時著者はこのことに気が付かなかった．さらにこの複写の奥付に「昭和二十六年十二月二十八日　印刷　昭和二十六年一月一日　発行」とあり，後者の「昭和二十六年」の「六」に棒線が引かれて「七」になっていることから，著者は初め1952年(昭和27)の発行であると考えていたが，第2版の奥付には「昭和25年12月28日　初版印刷　昭和26年1月1日　初版発行　昭和28年3月15日　第2版発行」とあるので，初版の発行は1951年(昭和26)であることは間違いない．このことの詳細につい

ては藤田俊夫，松木明知編．日本麻酔科学史資料．東京：克誠堂出版；1987．p.153-9を参照のこと．
28) 1920〜45年にかけて日本で発行された「麻酔」に関する書冊は次の3冊である．
津田誠次．麻酔の実際(臨床医学講座163)．東京：金原商店；1940．全51頁．
斉藤　真．脊髄麻痺(補習医学講座213)．東京：金原商店；1941．全68頁．
高島令三．麻酔法．東京：敬文社；1942．全144頁．
29) 文献3)のp.51-2，文献27)のp.102-3．
30) 著者の恩師尾山　力名誉教授自身，左肺の結核のため局所麻酔で胸部整形術(肋骨6本切除)を受けており，手術時の痛み，苦しみが大変なものだったと著者に何度も語った．
31) 東京大学医学部麻酔学教室編．東京大学医学部麻酔学教室　開講50周年記念誌．東京：東京大学医学部麻酔学教室；2004．p.16-7，p.179．
32) 武藤教授が申請した書類を実見していないが，結果的に東北大学に「麻酔学講座」が1953年に開講されたことで明らかである．
33) 山村秀夫．日本麻酔科学会誕生のいきさつ．日本麻酔科学会50年史編集委員会(委員長松木明知)編．(社)日本麻酔科学会50年史．麻酔2004；53(臨時増刊号)：36-41．
34) 文献3)のp.79-101．
35) 文献3)のp.1-120．
36) 松木明知．麻酔科学史研究最近の知見(6)—"麻酔学"の名称改正について—．麻酔1979；28：1099-101．
37) 札幌医科大学麻酔科の高橋長雄教授から直接お聞きした話では，以前「科名」について「話題」になったことがあったという．「話題」程度であるから真剣な討議が行われなかったことは確かである．文献2)の p.123 参照のこと．
38) 佐藤　暢．「麻酔学」か「麻酔科学」か？　麻酔1982；31：415．
39) 松木明知．麻酔科学史研究最近の知見(19)—再び麻酔科の名称改正について，佐藤教授に対する反論—．麻酔1982；31：1302-5．

IV

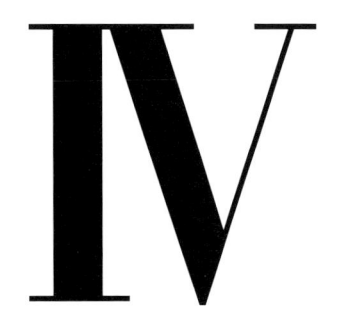

杉田成卿訳の「亞的耳吸法試説」について

―日本で最初に翻訳された西欧麻酔科学書について―

わが国における「（全身）麻酔」という概念は華岡青洲が開発した麻沸散（通仙散）を用いる麻酔方法に始まったのであるが，当時本邦では化学が未発達であったので，「吸入麻酔」という概念が生まれる素地はなかった。したがってエーテルやクロロホルムを用いる吸入麻酔は後に欧米から導入された概念であり方法であった。そうすればこの概念や方法が具体的にいつ日本に導入されたかが日本麻酔科学史上重要な課題になってくる。世界的にエーテル麻酔が普及する切っ掛けとなったのは1846年（弘化3）10月のボストン・マサチューセッツ総合病院におけるエーテル麻酔の公開実験[1)2)]であったから，日本への導入はそれ以降になる。そして1861年（文久元）に伊東玄朴[3)]がクロロホルム麻酔下に右脚切断術を行っていることから，わが国への導入は1846年（弘化3）から1861年（文久元）までの15年の間であったことになる。著者はこの期間の文献を精査して，杉田成卿が1850年（嘉永3）に上梓した「亞的耳吸法試説」が日本へエーテル麻酔，つまり吸入麻酔を紹介した最初の本格的文献であり，この中で成卿が「麻酔」の語を造語したことを明らかにした。日本麻酔科学史のみならず，日本医学史上きわめて重要な知見であった。
　成卿は「亞的耳吸法試説」をオランダ語から訳したのであったが，それはSchlesingerのドイツ語原書のオランダ語訳であった。つまり「亞的耳吸法試説」はドイツ語原書からの重訳ということになる。ドイツ語原書（初版），オランダ語訳書を見出すのに10年ほどの時間を要したが，オランダ語訳者Sarluisはドイツ語原書の第2版を用いてオランダ語に訳した[4)]。したがって正確な比較研究のためにはドイツ語原書の第2版が不可欠である。著者は約30年間，ドイツ語原書第2版を世界中の図書館で探し求めてきたが，ついに発見することができなかったので，ここでは一応ドイツ語原書初版，オランダ語訳書と杉田成卿の「亞的耳吸法試説」を比較検討してみたい。

1　「亞的耳吸法試説」の訳者杉田成卿について

　杉田成卿（**写真1**）についてはすでに拙著[5)]で詳しく述べたが，この拙著は現在容易に入手できないので以下に再掲しておく。誤りや誤植は改めた。先行論文[6)7)]も改めて参考にした。

64

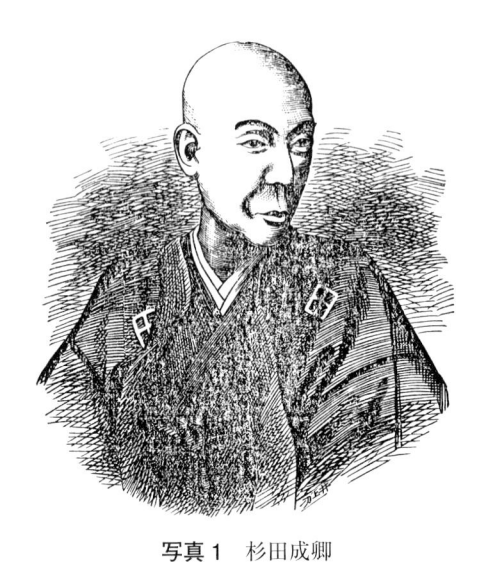

写真1 杉田成卿
(富士川 游. 杉田梅里先生. 中外医事新報 1892；284：95-9 より引用)

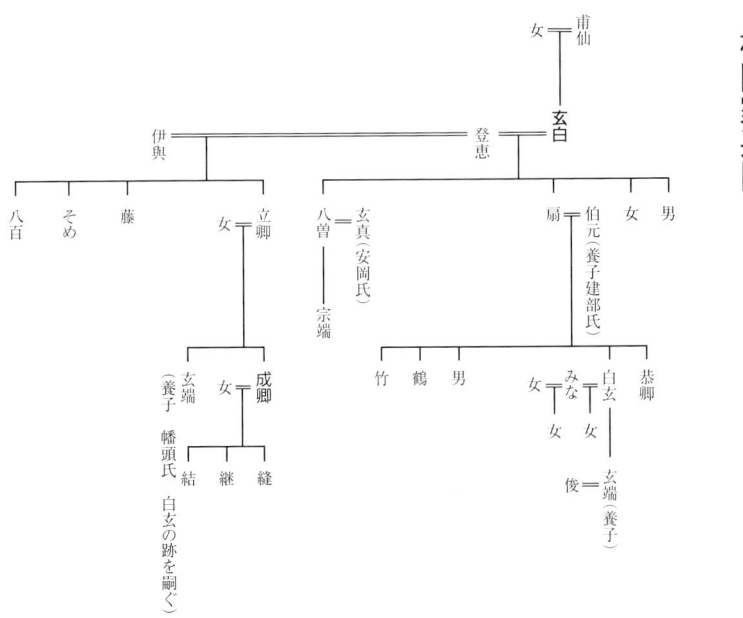

図1 杉田家の系図

IV 杉田成卿訳の「亞的耳吸法試説」について

訳者　杉田成卿について

　杉田家の系図（**図1**）に示したように，成卿（1817年，文化14〜1859年，安政6）は「解体新書」（1774年，安永3）の翻訳で知られる杉田玄白（1733年，享保18〜1817年，文化14）の孫に当たる。玄白[8]は小浜藩（福井県）の藩医であったが，初め実子がなかったので，一の関田村侯（岩手県）の侍医建部清庵（たてべせいあん）（1712年，天徳2〜1782年，天明2）の五男建部　勤（きん）を養子に迎えた。勤（1763年，宝暦13〜1833年，天保4）は後に名を伯元と改め，杉田家の第4代を襲った。

　玄白が53歳の1786年（天明6）に妾伊與との間に甫仙が生まれたが，甫仙は後に立卿（1786年，天明6〜1845年，弘化2）と称した。成卿の父である。玄白は初め蘭学の眼科を志したが，それを果たせなかったため立卿に期待した。立卿は1804年（文化元）に分家して玄白と同じく小浜藩医となり，よく玄白の意志を汲んで翌1805年（文化2）についに「眼科新書」（全5冊）を刊行した。本書は日本で最初の本格的な眼科書で，非常に好評を博したという。立卿は1822年（文政5）に幕府天文台翻訳局の訳官になり，多くの医書，外交文書，兵学書の翻訳に活躍して1845年（弘化2）に没した。

　さて成卿は立卿を父として1817年（文化14）11月に生まれたが，この半年前に玄白は84歳で没した。成卿は幼時より才に優れ，儒学を萩原緑野，蘭学を名倉五三郎，三次堀専次郎などに学んだ。1836年（天保7）19歳の時，坪井信道（1795年，寛政7〜1848年，嘉永元）の門に入って，蘭医学とともにオランダ語を学んだ。信道は宇田川榛斎（1769年，明和6〜1834年，天保5）の弟子である。榛斎，信道ともに語学の教育には厳しかった。成卿はこの意味で師信道の教えをよく守った。1840年（天保11）23歳の時，成卿は父立卿と同じく天文台翻訳局の訳官になった。

　1843年（天保14）26歳の時大塚氏の娘と結婚したが，この年にCalten著のオランダ語兵書「海上砲術全書」28巻29冊の中，5巻の分担翻訳を行っている。1844年（弘化元）オランダ国王からの国書を宇田川榕庵，品川梅次郎らと翻訳しており，この年佐久間象山が門人となった。翌弘化2年（1845）父立卿が没したため，小浜藩医として藩公の侍医となった。

　その後多くの翻訳を行っている。とくに1848年（嘉永元），Hufelandの著書のオランダ語訳から刺絡，阿片，吐薬について抄出した「済生三方（さいせいさんぽう）」を訳了して1849年（嘉永2）3月に上梓したが，Hufelandの有名な「医

戒」はその附録として出版されたものであった。

　1850年（嘉永3）に本書で問題にしている「済生備考」（この中に「亞的耳吸法試説」が含まれている）を出版して，幕府から多年の功労が評価されて白銀若干が贈られた。1853年（嘉永6）アメリカの使節ペリー提督が浦賀に来航した際，第13代大統領 Millard Fillmore の国書を幕府に提出したが，成卿は箕作阮甫とともに幕命に応えてこれを翻訳した。

　この年以降，医書の翻訳をやめて兵書の翻訳に専心するようになったが，幕府が無力であるという国事を憂いてのことであったという。1854年（安政元）5月，成卿は天文台翻訳局を辞し，さらに妻をも離縁して兵書「砲術訓蒙」の訳述に専念した。1855年（安政2）10月2日のいわゆる安政の大地震で家屋，書籍を失ったため，門人木村軍太郎の居宅に移った。

　これより前，幕府は1855年（安政2）正月に西洋の学問研究のため天文方蕃書和解御用掛を改めて「洋学所」としたが，翌1856年（安政3）2月に「蕃書調所」と改称された。成卿は箕作阮甫とともに教授となり，俸米三十口，金二十両を給された。この年の12月，成卿は多年の学術研究の功が認められて将軍家定に御目見を許された。このため小浜藩公も成卿に五十石を加増してその努力を称えた。しかし生来身体が弱かった成卿はこの頃から心身ともに疲労して，ついに1859年（安政6）2月19日に没した。享年43歳。梅里院園誉秀光現奇居士がその戒名である。

　成卿は名誉，金銭を嫌い，その上自己を誇ることもなかった。梅里と号したが，それは杉田の里が梅の名所であったことに加えて，清潔，誠実などを意味する梅に関連したものでもあるという。彼は社交的でなかった上，翻訳の速度も速く，早く仕事を仕上げて仲間より早く帰宅することもあり，このため同僚から悪く言われることもあったようである。

　翻訳を通じて西洋の事情を知悉していたため幕府の無力を認め，このことが公職から身を引いた一因とも言われている。門人橋本左内と深い交遊があったことも国家の将来を憂いたためであるという。左内は成卿をして「我業ヲ継グ者必此ノ人矣」と言わしめたほどの人物であったが，師成卿の没後7カ月で斬首の刑に処せられた。

　成卿の語学学習は厳しかったという。師坪井信道，その師宇田川榛斎がともに語学に厳格であった影響を受けているものと考えられる。後に成卿がオランダ語学習会を開いた際，オランダ語以外の言葉を用いることを一

切禁じたという。オランダ語で日記，紀行を記述したが，とくにオランダ語で書かれた「玉川紀行」[9]は名文として有名である。成卿はオランダ語ばかりでなく，ドイツ語，ラテン語にも通じていた。「済生三方」の訳出に際して，ドイツ語の原書をも参照していることでも理解される。杉本つとむ氏の調査[10]，国書人名辞典[11]，洋学史事典[7]を参考にして成卿の主な著作を以下に示しておく。

出版　治痘真訣（嘉永2）
　　　済生三方（嘉永2）
　　　済生備考（嘉永3）
　　　遠西武器図略（嘉永6）
　　　洋砲試験表（山口管山撰）（嘉永7）
　　　砲術訓蒙（安政元）
　　　野砲演習式初編（安政5）
　　　山砲略説（小関高彦の名）（安政5）
　　　万宝玉手箱（安政5）
　　　増補海軍砲術全書
稿本
　　　内翳手術（弘化4）
　　　煩術要法（弘化4）
　　　荷蘭語林集解（立卿撰，成卿補）（安政3）
　　　海上砲術全書（共訳）
　　　軍用火箭考（共訳）
　　　日本風備考（共訳）
　　　養生法
　　　瘍科手術大成
　　　泰西医源
　　　解剖刀式
　　　理家必携
　　　行軍必携
　　　梅里雑鈔

2　杉田成卿訳「亞的耳吸法試説」について

　1850年（嘉永3）に出版された「済生備考」は2巻からなり，第1巻の「牛痘略説」はMost GFの"Encyclopedisch woordenboek der practisch-egenees-, heel- en verloskunde.（実地内科・外科・産科百科辞書，Amsterdam, 1835-39）中の牛痘種痘法を訳したもので，この巻の後半は「聴胸器用法略説」である。蘭館医のO Mohnikeが1848年（弘化5）1月に長崎で書いた聴診器の使用法を訳し，品川梅村の作った模造品の略図と寸法を示している。成卿は品川から模造品を贈られたので，その解説を翻訳したのである。なおMohnikeが将来した聴診器の実物は長崎大学医学部に保存されている。第2巻（写真2, 3）に本書で論じている「亞的耳吸法試説」が収載されている。第1丁表の冒頭に「済生備考　巻二」とある。続いて「若狭　杉田信成卿　纂述」とあり，次に書名の「亞的耳吸法試説」と成卿の次のような前言が記されている（写真4）。

　独逸都国「レイプシク府。内科兼瘍科蕪列聖傑耳ノ著ス所ニシテ。和蘭国法瓦府ノ医官薩而魯乙斯コレヲ訳シ。千八百四十七年ニ鏤行セル者ナリ。

　以下，この書の内容を詳細に記す。

　　原序　第1丁表10行～第9丁表2行　　オランダ語訳者Sarluisの序で，1847年10月（弘化4年丁未9月）の期日を有する。内容はオランダにおけるエーテル麻酔の総説である。Schlesingerの著がこの方法について公平な記述をしているので訳したという。この中で紹介されている論文の著者名を下に列記する。論文名は不明である。

Ⅳ 杉田成卿訳の「亞的耳吸法試説」について

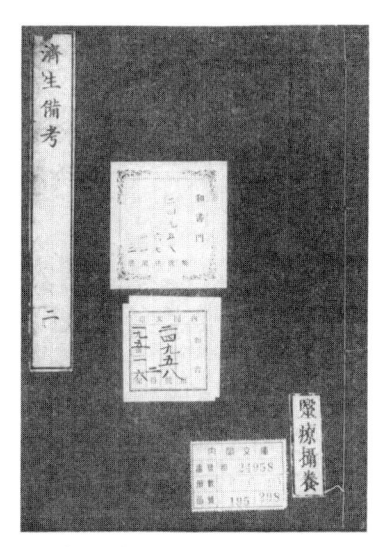

写真2 「済生備考」巻二の表紙
　　　（内閣文庫本）

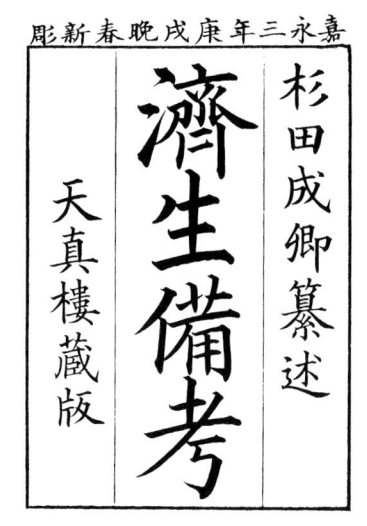

写真3 「済生備考」第一巻見返し

写真4 「済生備考」巻二第1丁表

第2丁裏5行〜第3丁裏8行	ウトレヒト府ノ紆耳電（ウールデン）
第3丁裏9行〜第4丁裏4行	アムステルダム府ノ蕨墨耳（ベウメル）
第4丁裏5行〜第6丁裏8行	アムステルダム府ノ銓第吉（センデイキ）
第6丁裏9行〜第7丁表6行	ガラーヘンハーガ府（ハーグ—松木注）（著者名は欠）
第7丁表7行〜第8丁表5行	各地の症例が紹介されているが，著者名は欠
第8丁表6行〜第8丁裏1行	大学頭低拉奴斯（チラニュス）の症例
総括　第9丁表4行〜第13丁10行	Schlesingerによるエーテル麻酔発見の小史である
吸‗硫酸亞的耳‗之装置及吸法　第一〜第七　第14丁表1行〜第16丁表3行	装置の各部分の説明
第一図　第16丁表4行〜第17丁表7行	ロンドンノ簿突（ボート）及ビ楽並宋（ロビンソン）ノ装置（名称のみ—松木注，以下同じ）
第二図　第17丁表8行〜第17丁裏6行	楽並宋（ロビンソン）ノ装置（名称のみ）
第三図　第17丁裏7行〜第18丁表8行	加耳利列（カルリーレ）ノ装置（名称のみ）
第四図　第18丁表9行〜第19丁表5行	斯墨（スメー）ノ装置（名称のみ）
第五図　第18丁表6行〜第20丁表6行	留越耳（リュエル）ノ装置（名称のみ）
人獣吸‗亞的耳‗効験　第21丁表3行〜第45丁裏3行	人および動物に対するエーテル麻酔の作用についての諸家の報告
第一図　第46丁表　上	簿突（ボート）及楽並宋（ロビンソン）ノ装置
第二図　第46丁表　下	楽並宋（ロビンソン）ノ装置
第三図　第46丁裏　右下	加耳利列（カルリーレ）ノ装置
第四図　第46丁裏　上	斯墨（スメー）ノ装置
第五図　第46丁裏　左下	留越耳（リュエル）ノ装置
	（第一〜五図は第46丁表，裏に纏められている）

3 「亞的耳吸法試説」に現れた「麻酔」に関連した語彙について

　「亞的耳吸法試説」に出現する全身麻酔の意味で使用されている語彙は多様である。出現頻度の多い順に列記すると次のようになる。語の後に出現回数と出現個所を記したが,「3 表」とあるのは「第3丁の表」,「10 裏」とあるのは「第10丁の裏」,「7 表× 2」は「第7丁の表」に2回に出現していることを示す。

麻酔	22 回	3 表, 7 表× 2, 11 裏, 12 表× 3, 18 裏, 22 表, 23 裏, 25 表, 33 表, 33 裏, 34 表, 34 裏, 35 裏× 3, 36 表, 41 裏, 42 表, 44 裏。
昏酔	13 回	22 表, 24 表× 3, 27 裏, 32 裏, 33 表, 33 裏, 37 表, 41 裏, 42 表, 43 表× 2。
昏睡	6 回	3 表, 6 表, 10 裏, 11 表, 22 表, 31 表。
昏冒	5 回	10 裏, 25 裏, 26 表, 27 表, 44 表。
安眠	4 回	2 裏× 2, 3 裏, 6 裏。
睡	3 回	2 裏, 22 裏, 25 表。
亞的耳麻酔	2 回	12 表, 35 裏。
麻却	2 回	10 表, 11 表。
沈酔	2 回	11 表, 35 裏。
麻酔法	1 回	14 表。
麻痺	1 回	11 表
酔眠	1 回	4 表。
昏蒙	1 回	24 表。

　文脈から考えて「全身麻酔」を意味している語が合計して63回用いられていることが理解される。成卿が非常に苦労してこれらの語彙を使用していることが窺われる。注目すべきは「麻酔」または「麻酔」の語句を含む語彙は25回と最も多く, 全体の40%を占めていることは成卿が意識してこの「麻酔」という語を用いたことを明確に示している。これらに対応するオランダ語は"aetheriseren", "narcose", "narcotische toestand"な

どである。当時まだ "anesthesia" という言葉がヨーロッパに伝えられていなかったので，この語は見られない。

　漢語にも造詣が深く，漢詩を作った成卿はエーテルの吸入による全身麻酔という新しい概念を表すためには，在来の漢語では対応できないと考え，痛みや運動機能が除去された状態を「麻痺」の「麻」で，意識が消失した状態を「酔」で表現した。「酔」の偏の「酉」は薬を意味し，旁の「卒」は散りぢりになって消失する意味の漢字である。エーテルの吸入によって意識が消失することを「昏」，「蒙」，「睡」ではなく，「酔」で表現しようとしたのである。まことに巧みな造語であると言わなければならない。

4　J Sarluis によるオランダ語訳「Over den Invloed der Inademing van den Zwavel-Aether op Menschen en Dieren」について

　国立国会図書館蔵本の表紙は海老茶色のクロースで，縦 18.5 cm，横 12.0 cm で，表紙に字は記されていない。

　ハーグ在住の内科，産科の医師 J Sarluis は J Schlesinger の著書の第 2 版を即刻オランダ語に翻訳して出版した。J Sarluis による「序」の期日は 1847 年 10 月であった。その扉と「序」は**写真 5，6**に示した。和訳すると次のようになる。

　　　　硫酸エーテル吸入の人および動物に与える作用について
とくに痛みのすべての感覚を除去するため外科手術時に考慮すべき手段として
　　　　　　　　　現在までの国内外の報告に基づく

　　　　　　　　ライプチッヒ　内科・外科　開業医
　　　　　　　　　　J　シュレジンゲル　著

　　　　　　　　　　　　　附　　　図
　　　　　　　　　　　ドイツ語　第 2 版
　　　　　　　　オランダにおける観察を増補

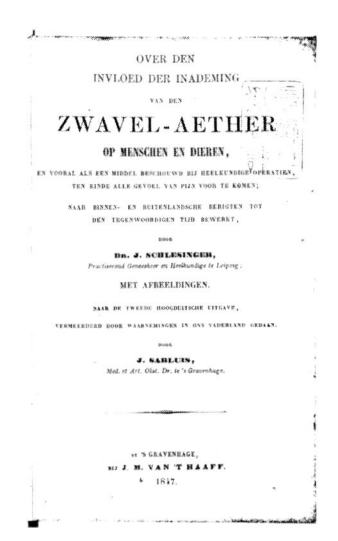

Ⅳ　杉田成卿訳の「亞的耳吸法試説」について

写真5　Sarluisによるオランダ語訳書の扉（国立国会図書館所蔵）

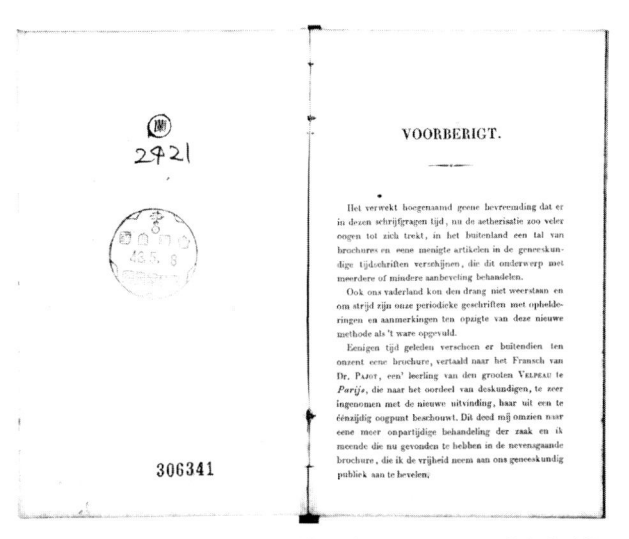

写真6　Sarluisによるオランダ語訳書のSarluisの「序」（第3頁）
　　　（国立国会図書館所蔵）

ハーグ　内科・産科　医師
J　サールイス　訳

ハーグ　JMファン・トハーフ　社
1847 年　刊

次に本書について少し言及する。表紙裏の見返しは白紙である。

3〜12 頁	Voorbericht	末尾に " 's Gravenhage, October 1847. DE VERTALER"（ハーグ　1847 年 10 月　訳者）とある。
13〜18 頁	Inleiding	序
19〜27 頁	Toestellen tot inademing van zwavel-aether en methoden der inademing 硫酸エーテル吸入装置と吸入法	
21 頁	Toestel van Dr. Boot en Dr. Robinson ブートとロビンソンの装置（Boot の正しい綴りは Boott であるが，ドイツ語原書で Boot と誤っている）	
23 頁	Toestel van Dr. Robinson	ロビンソンの装置
24 頁	Toestel van Charrière	シャリエールの装置
25 頁	Toestel van Dr. Smee	スメーの装置
26 頁	Apparaat van Luer	リュエルの装置
28〜54 頁	Invloed van den ingeademden aetherdamp op menschen en dieren 吸入されたエーテル蒸気の人および動物に与える作用（各装置は**写真7**に示した）	

　なおこの Sarluis のオランダ語訳の著は徳川幕府の関係者の注目を集めたらしく，同じ版を 6 冊も輸入している。現在国立国会図書館に所蔵[12]されている。そればかりではない。佐賀藩もこれと同じ版を 3 冊輸入していることが判明した[13]。国会図書館本 6 冊を実見したが，成卿の親本と認められる本はなく，そうすれば成卿が用いたもう 1 本が別に存在したことに

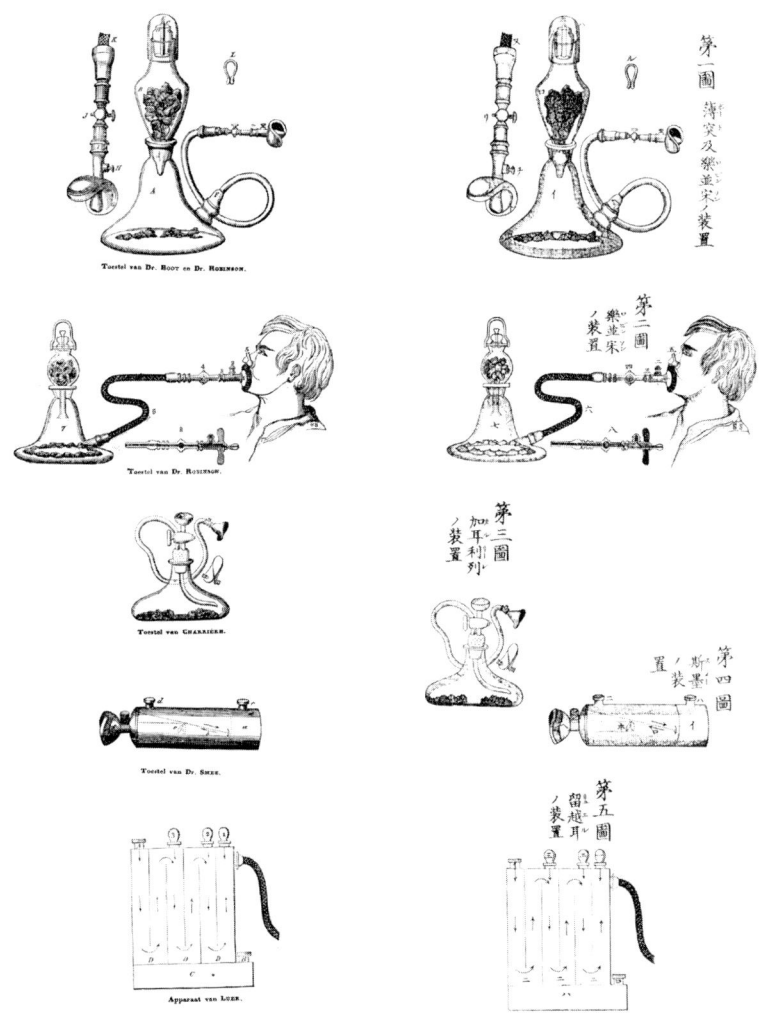

IV 杉田成卿訳の「亞的耳吸法試説」について　　75

写真7 Sarluis によるオランダ語訳書の図（左側）と「亞的耳吸法試説」の図（右側）の比較

なる。いずれにせよ，比較的多部数がわが国に舶載されたことは間違いない。

5 「亞的耳吸法試說」とオランダ語訳との比較

　成卿はきわめて忠実に，そして正確に Sarluis のオランダ語訳を日本語に翻訳した。漢語を巧みに使用しているために，簡潔に日本語に翻訳されている。例えば Sarluis の「序」の第 2 パラグラフの原文は次のとおりである。

> Ook ons vaderland kon den drang niet weerstaan en om strijd zijn onze periodieke geschriften met ophelderingen en aanmerkkingen ten opzikte van deze nieuwe methode als 't ware opgevuld.

　これを現代日本語に訳すと次のようになる。

> わが祖国においてもこの流れには抵抗し難く，我々の雑誌は争うようにこれらの新しい方法に関する説明や論評で満たされている。

　そして杉田成卿の訳は次のとおりである。

> 和蘭ニ在テモ人人競ヒテ其法ヲ試行シ，又其説ヲ刊行スル者漸ク多シ。

　著者は各パラグラフを詳細に検討したが，上述の例で示したようにいずれも簡潔に要を得た形で翻訳されていた。「総括」の後半部分（第 13 丁表 8 〜 9 行）に「其装置ハ龍動府ノ訶北耳ガ製スル所ニシテ，即チ後ニ其図説ヲ載ス。」とあるが，このホーペルの装置の図が成卿訳には見えないので，対応するオランダ語原文を見たところ，"en dat door Hooper te London vervaardigt is, zal later beschreven worden." とあって訳文は間違いない。ドイツ語原書において図が欠落しているのである。

6　ドイツ語原書 Schlesinger 著「Die Einathmung des Schwefel-Aethers in ihren Wirkungen auf Menschen und Thiere」（第1版）について

次にJ Schlesinger のドイツ語原書の内容について簡単に記す。但し前述したようにここで示す原書は第1版であり第2版ではない。扉は**写真8**に示したが，その和訳は以下のとおりである。

硫酸エーテル吸入の人および動物に与える作用について
とくに外科手術時の疼痛除去の手段として
現在までの国内外の経験に基づく

ライプチッヒ　内科・外科　開業医
J　シュレジンゲル　著

Schlesinger (J.)

Die Einathmung
des
Schwefel-Aethers
in ihren
Wirkungen auf Menschen und Thiere,
besonders als ein Mittel bei chirurgischen Operationen den Schmerz zu umgehen.
Nach
allen bisherigen in- und ausländischen Erfahrungen bearbeitet
von
Dr. J. Schlesinger,
prakt. Arzt und Wundarzt zu Leipzig.
Nebst 6 Abbildungen von Apparaten.

Leipzig,
Wolfgang Gerhard.
1847.

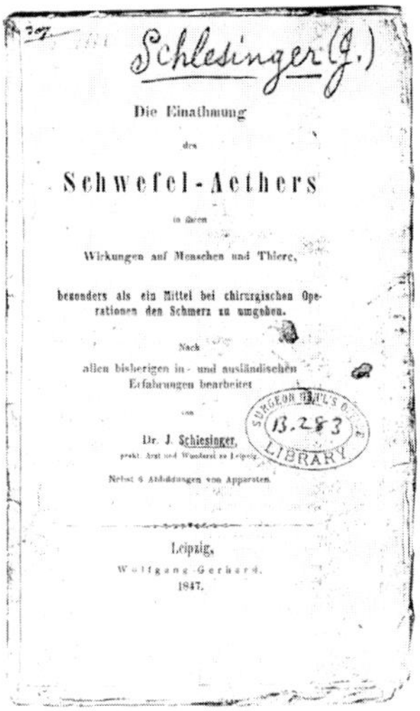

写真8　Schlesinger のドイツ語原書（第1版）
（National Library of Medicine 所蔵）

附　6個の装置の図

ライプチッヒ　ヴォルフガング　ゲルハルト社
1847 年　刊

次に内容について簡単にドイツ語とその和訳を示す。表紙裏の見返しは白紙である。

3～9頁	Einleitung	序
9～18頁	Apparate zur Einathmung des Schwefelaethers und Methoden der Einathmung	
		硫酸エーテル吸入の装置と吸入法
11頁	Apparat von Boot und Robinson	
		ブートとロビンソンの装置
13頁	Apparat von Dr. Robinson	ロビンソンの装置
14頁	Apparat von Charrière	シャリエールの装置
15頁	Apparat von Dr. Smee	スメーの装置
16頁	Apparat von Luor	リュエルの装置
18～48頁	Wirkungen des eingeathmeten Aetherdunstes auf Menschen und Tiere	
		吸入されたエーテル蒸気の人および動物に与える作用
47頁	Mechanikus Reichel in Leipzig	
		ライプチッヒのライヘル社の装置

7　ドイツ語原書第1版とオランダ語訳書の比較

　ドイツ語原書の第2版を披見できないので，初版とオランダ語訳書とを比較する。最も大きな差異はドイツ語初版では図が6個であるのに対して，オランダ語訳では5個しかない。ドイツ語初版の第47頁にあるライプチッヒの Reichel 社の装置の図とその説明（第48頁第2パラグラフ）がオランダ語訳にはない。恐らくドイツ語第2版で，この部分が削除され

たと思われる。したがって Sarluis のオランダ語訳にはこの部分がないのであろう。それ以外には両書の違いは認められない。例えば "Invloed van den ingeademden aetherdamp op menschen en dieren"（吸入されたエーテル蒸気の人および動物に与える作用，p.28-54）と "Wirkungen des eingeathmeten Aetherdunstes auf Menschen und Tiere"（吸入されたエーテル蒸気の人および動物に与える作用，p.18-48）を比較すると，前者は後者のほぼ完全な訳であり省略されたフレーズはない。

以上述べたことによって杉田成卿が翻訳した「亞的耳吸法試説」は本邦最初の西洋麻酔科学書の翻訳であり，この翻訳に際して成卿はエーテル吸入によって見られる無痛，意識消失の状態を「麻酔」という語彙を造語して表現した。この意味で「亞的耳吸法試説」は日本麻酔科学史においてきわめて重要な地位を占めると考えられる。

注　および　参考文献

1) Keys TE. The History of Surgical Anesthesia. New York : Dover Publications ; 1963. p.25-33.
2) Sykes SW. Essays on the first hundred years of anaesthesia. Edinburgh : E.& S. Livingstone ; 1960. p.48-76.
3) 藤井尚久．本邦(明治前)医事文化年表．日本学士院日本科学史刊行会編．明治前日本医学史．第五巻．東京：日本学術振興会；1957．p.625.
4) 松木明知編．日本麻酔科学史資料2．東京：克誠堂出版；1988．p.2-6.
5) 文献4)の p.5-9.
6) 富士川　游．杉田梅里先生．中外医事新報1892；284：95-9.
7) 片桐一男(分担執筆)．杉田成卿．日蘭学会編．洋学史事典．東京：雄松堂出版；1984．p.369.
8) 片桐一男．杉田玄白(人物叢書)．東京：吉川弘文館；1994．p.1-59.
9) 緒方富雄．杉田成卿先生著「蘭文玉川紀行」二篇の紹介．中外医事新報1932；1182：159-68，1183：213-21.
10) フーヘランドCW(杉田成卿訳，杉本つとむ解説)．医戒—幕末の西欧医学思想—(現代教養文庫)．東京：社会思想社；1972．p.116-9.
11) 市古貞次他編．国書人名辞典．第二巻．東京：岩波書店；1995．p.599-600.
12) 日蘭学会編．江戸幕府旧蔵蘭書総合目録(江戸時代日蘭文化交流資料集2)．東京：日蘭学会；1980．p.126.

13) 松田　清(代表). 江戸モノづくり成果報告書. 佐賀鍋島家「洋書目録」所収原書復元目録.（特定領域研究 A02　器物・文献資料の横断的基盤整備　蘭学基礎資料の調査・研究　課題番号14023102）. 2006. p.143-4.

V

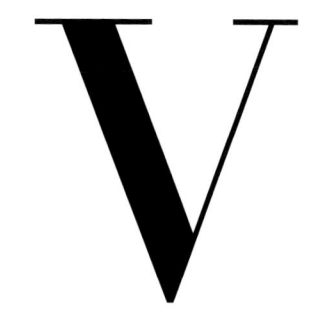

日本における吸入麻酔の起源
―エーテル, クロロホルム麻酔を中心に―

V 日本における吸入麻酔の起源

　日本の代表的医学史関係の著書において，麻酔法の歴史についてはほとんど言及されていないといっても過言ではない。富士川[1]，藤井[2]，赤松[3]などの著書に麻酔法，麻酔薬の記述が披見されないのも，麻酔法は医療，それも主として一分科である外科領域において用いられる一方法にしかすぎないという著者たちの認識が背景にあるからであろう。

　近世・近代の日本においてこれまで臨床に応用されてきた吸入麻酔薬は，エーテル，クロロホルム，亜酸化窒素（笑気），クロールエチール（ケレーン），ブロムエチールなどが指摘される。しかしそれらの麻酔薬がいつ最初に使用されたかについては必ずしも明らかにされていない。ブロムエチールについては1893年（明治26）の高橋による論文[4]がきわめて早期の報告であろうし，亜酸化窒素（笑気），クロールエチール（ケレーン）については歯科領域では比較的早期に応用[5]されているものの，医科領域ではそれよりもずっと遅れて使用されている[6,7]。これらの麻酔薬の日本の医学領域における最初の臨床応用がいつであるかについて将来詳細な研究が期待される。

　本章ではエーテルおよびクロロホルム麻酔を中心に述べるが，従来の説にいささか疑念が存するのでこのことについても論じたい。

1　エーテル麻酔

　薬学出身で医学史研究者でもあった宗田　一は早くから本邦における麻酔薬の歴史にも関心を寄せ多くの論考を発表した。その中で最も早期の論考[8]で次のように述べている。

　　エーテルは亞的児の字で，反訳蘭書，例えば高野長英《居家備用》(1832)，宇田川榕庵《植物啓原》(1833) 等をはじめとして現われてくるが，嘉永3年 (1850) 刊杉田成卿の《済生備考》中に亞的児吸法試説として，ドイツ医書のオランダ訳書から重訳し紹介され安政2年 (1855) に初めて用いられた。文久3年 (1863) には坪井信良が《亞的児吸入法試験説》を著わし知識普及に一役をかっているが，欧米と同じく幕末から明治にかけてはクロロホルムの方が多く用いられたようである。

エーテルの麻酔作用が一般に知られるようになったのは 1846 年（弘化3）のボストンにおける Morton による公開実験[9]以降である。したがって高野長英の「居家備用」（1832）や宇田川榕庵の「植物啓原」（1833）には「エーテル」の名称が披見されるものの，これは一化学物質としてのエーテルであるから，麻酔科学史的には重要でない。その後の論文[10]〜[12]でも宗田はほとんど同じ論旨を繰り返している。宗田の集大成的大著「図説・日本医療文化史」[13]では次のように記載されている。

近代外科を支える二大技術として，無痛化手術と無菌下手術があるが，前者は近代麻酔薬の出現によって，先に一般化した。近代麻酔薬は，気体化学の進展と，その生理学的研究によって生まれ，笑気（亜酸化窒素），エーテル，クロロホルムが登場した。
エーテルは，亞的児の字で翻訳蘭書に散見されるが，（高野長英『居家備用』〔1832〕，宇田川榕庵『植物啓原』〔1833〕など），近代麻酔薬としての登場は，杉田成卿が『済生備考』（1850）に「亞的児吸法試説」としてドイツ医書のオランダ訳（1847）から重訳して紹介したのが嚆矢である。この 5 年後に成卿は，エーテル麻酔下で火傷による手指癒着や乳癌の手術を行なっている。
なお，文久 3 年（1863）には，坪井信良がドイツ医書の蘭訳本を重訳して「亞的児吸入法試験説」を紹介，この中で島　立甫のエーテル製造実験記録を収めている。

以上によれば麻酔薬としてのエーテルを日本に紹介したのは杉田成卿で，それは 1850 年（嘉永 3）のことであり，実際にエーテルを臨床に応用したのも成卿であるという。著者（松木）も 1966 年（昭和 41）から麻酔科学史の研究を開始したが，日本におけるエーテル麻酔の草創に関しては先行研究者である宗田の説に従ってきた[14]。

成卿によるエーテル麻酔の臨床応用の詳細に関して知りたいと考えて，文献を検索したがどうしても見出すことができなかった。そこで日本医史学会の席上数度宗田に直接尋ねたが，いずれも言を濁して返答しなかった。つまり宗田も原典を直接披見したのではなく，伝聞を基にして論考を執筆したことが強く示唆される。

成卿の事績に関して最も詳細に記しているのは「梅里遺稿」[15]に付され

ている大槻修二の「梅里先生小伝」である。現今見られる成卿の伝に関してはすべてこれに準拠している。この中にもエーテル麻酔についての記載は全く見られない。したがって宗田が主張する 1855 年（安政 2）の成卿のエーテル麻酔実施については，未だ伝聞の域を脱しないと考えられる。後日を期したい。

　成卿に続くエーテル麻酔関連の記事として宗田は前述したように次のように述べている。

　なお文久 3 年（1863）には，坪井信良がドイツ医書の蘭訳本を重訳して「亞的児吸入法試験説」を紹介，この中で島　立甫のエーテル製造実験記録を収めている。

　坪井信良の訳稿「亞的児吸入法試験説」は刊行されなかったらしく，稿本の所在も現在不明で詳細は知られるところはない。しかし信良自身この翻訳について実兄佐渡三良宛の書簡の中で言及している[16]。

　文久 3 年 5 月（日不明）　書簡
　前略　閑時翻訳，頃，亞的児ヲ麻酔ニ用ユル試験説一小冊ヲ訳ス。上木之筈ナリ。是ハ旧法ニテ，近来ハコロヽホルメ水ヲ用ユ。外科施術ニ用ユル嗅剤ナリ。至テ面白キ品ナリ。
　　書編末　　忽覚身軽如御風，神魂早既属昏蒙，扶瘍割骨平ミ耳，施術全終快夢中，

　文久 3 年 7 月 18 日　書簡
　前略
　　アーテル嗅法　訳成　　六十枚許
　　新薬四百九十品　訳成　　三百枚許
　当今カンスタット治療書ニ取掛申候。是ハ大冊故中々両三年之大業ニ御坐候。

　上記によって信良がエーテル麻酔に関するオランダ語の書を翻訳したことは明らかであるが，その時期は 1863 年（文久 3）5 月から 7 月にかけてのことである。残念なことに原書名を明らかにしていない。訳稿が「六十

枚許」とあるから比較的小冊の著を翻訳したものと推察される。明治維新前の幕末にわが国に輸入されたオランダ語のエーテル麻酔の著は本書Ⅳで言及した Schlesinger によるドイツ語原書を Sarluis がオランダ語に訳した「Over den Invloed der Inademing van den Zwavel-Aether op Menschen en Dieren」以外に知られていないが，訳稿の枚数を考慮するとこの書を信良も翻訳したのかも知れない。あるいは別に少し長文のエーテル麻酔の論文を翻訳したのかもわからない。

　注目すべきは上述５月の書簡の「書編末」の七言絶句である。オランダ語のエーテル麻酔の著書に漢詩が付されている筈はないから，この漢詩は信良が作って末尾に付したと考えられる。読み下して解釈してみたい。

　　忽覚身軽如御風　　忽ち身は軽くして風を御すが如く覚え，
　　神魂早既属昏蒙　　神魂は早くも既に昏蒙に属す。
　　扶瘍割骨平〻耳　　瘍を抉り骨を割くこと平々のみ。(「扶」は「抉」の誤りであろう)
　　施術全終快夢中　　施術全て快夢の中に終る。

　起句ではエーテルを吸入して直ぐに感じられる身体の浮遊感が「身は軽くして風を御すが如く」で表現され，吸入が進行して意識が薄れていく様子が「早くも既に昏蒙に属す」で巧みに表現されている。「神魂」は「魂」のことであるが，ここでは「意識」の意であろう。転句が問題である。外科手術が平静の中に行われていく様子を詠った句であるが，冒頭の「扶」は「助ける，守る，振る，治める」の意であり，この句には馴染まない。恐らく信良の書簡の解読を誤ったか，あるいは単純な誤植であろう。「扶」に近似して「瘍」に接続してこの句に馴染むのは「抉（けつ，えぐる）」以外にない。したがってここでは「抉」と読むことにする。全身麻酔が深くなって「瘍」を抉ること「骨」を割くことが平静の内に進行している様子が窺われる。そして外科手術が快夢の内に終了したことが結句で表現されている。

　このような全身麻酔の経過を巧みに表現することは著書や論文を読んだだけではできるものではなく，「身は軽くして風を御す」，「既に昏蒙に属す」などの表現は自らエーテル麻酔を経験した者でなければ不可能であろう。信良がこの頃患者にエーテル麻酔を行ったという記録を見出すことは

できないが，自ら吸入した可能性は高いと考えられる。

　エーテルに関する著書が杉田成卿によって翻訳され，さらにエーテルの現物も輸入[17]されたと思われるが，ほぼ同時か，あるいはこれより少し前にエーテルよりも即効性で刺激臭の少ないクロロホルム麻酔の情報がもたらされたため，幕末期にエーテル麻酔が日本で普及するには至らなかったと考えられる。

　なお信良は1873年（明治6）に「医事雑誌」を編集発行したが，その2号に「麻酔嗅法ヲ行フニ方テ注意スヘキ要件」[18]を執筆している。エーテル麻酔，クロロホルム麻酔別に吸入時の注意事項を記している。信良自身の臨床経験ではなくして，欧米の雑誌の論文内容を纏めたものである。以後彼はしばしば吸入麻酔の記事を掲載している[19]。その中で信良自身はエーテルとクロロホルムの等量混合液を実際の臨床に用いたように記している[20]。

2　クロロホルム麻酔

　前述した宗田はクロロホルム麻酔についても述べており，「鎮痛・麻酔剤のあゆみ」[8]の中で次のように記している。

クロロホルムがわが国へ齎されたのは，安政4年（1857）来朝のオランダ軍医 Pompe van Meerdervoort をもって嚆矢とする。一方，シナ大陸で伝導に従事していたイギリス宣教医 B. Hobson（合信）の漢訳本《西医略論》によっても，クロロホルムの知識が伝わった。〈中略〉
Ph. Fr. von Siebold の高弟二宮敬作は万延元年（1860）蘭書からクロロホルムの製法を反訳していて，蘭方医家に近代麻酔剤への興味が浸透しつゝあるさまが窺える。
クロロホルムを日本人が実際に手術に用いたのは伊東玄朴が最初とされている。時に文久元年（1861），脱疽の右足切断術の際であった。〈中略〉
J. C. Hepburn が名優沢村田之助の脱疽の右脚切断の際にクロロホルムを使用したし，鳥羽伏見や上野の戦などで傷兵の外科手術に活躍した外人医師の使用したのもクロロホルムであった。

長崎の幕府海軍伝習所の第二次教官として 1857 年（安政 4）に来日した軍医 Pompe やその後任として来日した Bauduin たちは医学生にエーテルやクロロホルムについて講義し，実際に使用したことは彼らの弟子であった松本良順の筆記したノートに披見されるという[3]。これらのノートについて著者（松木）は未見である。宗田はその後の論考[21)22)]において上記と同じ主旨を繰り返しているが，これらを纏めて「図説・日本医療文化史」[23]では以下のように述べている。

　安政 4 年（1857）来日のポンペが，クロロホルムをもたらしたのは，ヨーロッパの風潮の反映であろうし，中国大陸で活躍した既述の英宣教師ホブソンが，『西医略論』（1857）でクロロホルム水を記載しているのも同様であろう。
　シーボルトの高弟・二宮敬作が，万延元年（1860）11 月に蘭書からクロロホルムの製造を抄訳しているが，『西医略論』と同じ哥囉昉水の字を使っているのも，この影響によると考えられ，同じシーボルト門の伊東玄朴は，文久元年（1861）6 月 3 日，吉原の幇間・桜川善孝の子・由次郎の脱疽治療に当って，クロロホルム麻酔下で右足切断を施行した。これがわが国クロロホルム麻酔実施の嚆矢とされる。〈中略〉

　ヘボンの名を一躍有名にしたのは，名女形・三世沢村田之助の脱疽手術で，クロロホルム麻酔下に施行された。〈中略〉元治元年〜慶応元年（1864〜65）頃から右足の脱疽をわずらい，慶応 3 年（1867）には病状が増悪し，三宅艮斎と伊東玄朴，更に佐藤尚中，松本良順と，当代一流の蘭方医の診断を仰ぎ，尚中の紹介でヘボンのもとで手術することになった。ときに同年 9 月 15 日朝のことである。
　ヘボンは，立会人として門人の波多潜哉を助手とし，クロロホルム麻酔下で右膝関節より切断（一説には，田之助が麻酔を拒絶，無麻酔で施術したともいう），翌日からヘボンの往診を毎日受け，12 日目には容態もよくなったが，一カ月ほど静養して江戸・猿若町の自宅に帰った。

　伊東玄朴のクロロホルム麻酔に関しては，彼自身の自伝[24]に次のように明確に言及されているので間違いないと考えられる。

V 日本における吸入麻酔の起源

　伊東玄朴年譜　　文久元年　56頁
六月二十九日桜川由次郎の右足切断治療に初てクロ、ホームを魔睡剤に用ゆ。　本文　77〜78頁
文久元年六月三日吉原の幇間桜川善孝の子由次郎が脱疽を患へるを診し，其右足を切断せんとし麻睡薬「コロ、ホーム」を用ゐ玄朴自ら刀を執つて手術を行ふ，全癒の後，由次郎客席に侍し隻脚起つて舞ふ，技芸妙を極め人其不具なるに心付かざるもの多し，新薬の応用麻睡薬に及べる蓋玄朴を以て其嚆矢となす。
　コロ、ホームは蘭医ポンペが長崎に来りし時輸入したりし新薬なりしも，劇薬なる為何人も是を用ゐず，玄朴卒先是を麻睡剤に用ゐ，眼医須田泰嶺修業の為とて是又刀を執りたりと，（ルビ省略—松木）

　ここで注目すべきは Pompe がクロロホルムを将来したとしていることである。前述の宗田の記述[21]〜[23]などもこの自伝に依ったものであろう。しかし Pompe はクロロホルムを用いて外科手術を行わなかったと見える。クロロホルムが強力な薬効を有する薬物であることを知っていたので安易に使用しなかったのであろう。それで伊東が譲り受けて実地に応用したのであろう。ここで注目すべきはクロロホルム麻酔を行ったのは玄朴であり，須田泰嶺が手術の助手を務めたことは「玄朴卒先是を麻睡剤に用ゐ，眼医須田泰嶺修業の為とて是又刀を執りたり」という文章で明確であるが，青木歳幸[25]は須田が麻酔を担当したと誤っている。
　わが国で Hepburn によるクロロホルム麻酔が人口に膾炙しているが，前述したように 1867 年（慶応 3）9 月に澤村田之助の脱疽手術に応用したと言われている。しかし宗田も疑念を持っているように，実際には麻酔は行われなかったと考えられる。これを否定する田中の論考[26]は以下に記すように具体的であり，詳細に手術の時間までも言及なされているからである。

　その翌日松本良順が更に往診して，これでは一日も早く切断しなければならぬとのことに，今更他に施す策もなく，彼も遂に決心して佐藤尚中の紹介により，横浜に開業せる米国の医師ゼームス・カアチス・ヘボンに就て左足の切断術を受けることになつたのは実に慶応三年の九月十五日であった。

彼は実兄の訥升，妻のお琴及び親戚等に擁せられて，一先づ横浜弁天通りの大勘といへる家に落ちつき，十五日の朝の八時頃，開眼通りのヘボンの医院に一同で赴いて手術して貰ふことゝなつた。ヘボンは立会人として京橋北島町で外科医をしてゐる門人の波多潜哉を手伝はしめた。ヘボンは，クロヽホルム麻酔を施そうとすると，剛情我慢なる田之助は之を拒絶して，麻酔薬なしに手術を受け，煙草を二三服のむかのまない内に手際よく左足を膝関節より切断せられた。手術後の処置も終つて弁天通りの大勘に引き上げたのが午前十時前だつたとのことである。〈中略〉

　やがて間もなく右足も次第に脱疽に陥り，今度は足関節より切断しなければならないことになつて，全く左右両足を失つて了つた。右足の切断手術を受けたのは，何年頃であるか明白でないが，丸木砂土氏の所説（澤村田之助，『改造』第12巻1号）に依ると，明治4年で，佐藤尚中の門人南部精一が切断手術を施したとある。

　Hepburnは田之助の手術を行ったことは確かであるが，それはクロロホルム麻酔下ではなかったと思われ，Hepburnの詳細な伝記[27]にも「慶応三年（1867）澤村田之助の脱疽治療のため腿を切断す。」とのみあって，クロロホルム麻酔については一言も言及されていないことは手術が無麻酔で行われたことを傍証するものであろう。

　以上の記述によって本邦にクロロホルムの情報を最初に将来したのはPompeであるというのが定説であったが，これを覆す信頼すべき史料がある。それは京都大学富士川文庫に収められている佐賀藩医楢林宗建の「磨尼欽對談錄」[28]である。「磨尼欽」とは蘭館医Mohnikeのことである。書写年は知られていないが，Mohnikeの滞日期間は1848年（嘉永元）6月から同3年（1850）9月であるから，この間に筆録されたと見て間違いない。巻一に宗建自身，便秘，全身の筋肉痛，左季肋部の攣急と左肩甲への放散などを訴えて診察，投薬を受けている。この書き出しは「一　余歳四十七，稟賦薄弱，平素感冒ニ罹リ易，廿年前眼病ヲ患ヒ，兼テ時々関節腫痛,左ノ腰脚攣痛ス。」（句読点―松木）とある。宗建は1802年（享和2）2月生まれで，没年は1852年（嘉永5）10月である。したがって数えで47歳は1848年（嘉永元）に当たり，この記録がMohnikeの来日後間もなく記録されたことが知られる。

V 日本における吸入麻酔の起源

　宗建は Mohnike から臨床を熱心に学んでメモを取ったが，それがこの対談録である。その「巻之二」の一節に「コロヽフォルム」がある。2009年（平成 21）発行された「長崎大学医学部創立 150 周年記念誌」[29]にも翻刻されているが，読みに誤りがあるので改めて以下に翻刻しておく（**写真1，2**）。

　コロヽフォルム
此薬ハ千八百四十七年ノ頃，ドイツ国ニ於テアンデレフセン〔ママ〕ト云ル者発明シ，人ヲシテ麻痺セシメ，以テ手術ヲ施ス一竒薬トス。其法ブリッキ盤ヲ以テ製シタル鏬状ノ器械ニ之ヲ滴入シ，其器械ヲ口ニ接シ呼吸ニ随テ薬気ヲ吸入セシムル時ハ，其人漸ク麻痺ヲ覚フ。然レ共人事不省ニ至ル事ナシ。之ヲ度トシテ手術ヲ施ス時ハ，患者豪モ痛ミヲ知事ナシ。若シ手術ヲ施タル後，麻痺復セサル者ハコーヒー湯，或ハ薬湯ヲ服セシムベシ。○此薬ハ Chlor ヲ……ノ……ニ合製シタル者ナリ。用法ハ大人ハ三，四滴ヨリ六，七滴マテ一片ノ海綿ニ点滴シ，之ヲ器械ノ内ニ入レ，其薬気ヲ吸引セシム。小児ニハ用ユル事勿レ。（異体漢字は常用漢字に改めた。句読点―松木）

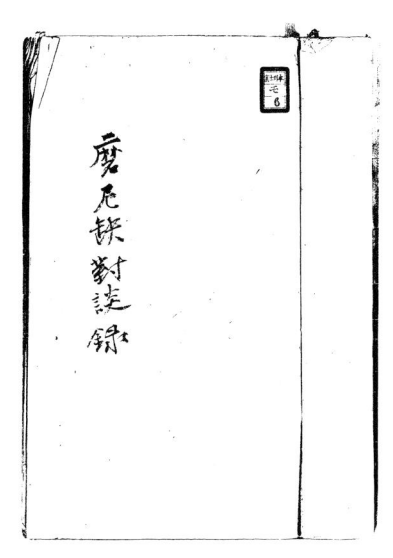

写真 1　「磨尼鈬對談録」表紙（京都大学附属図書館所蔵：富士川文庫）

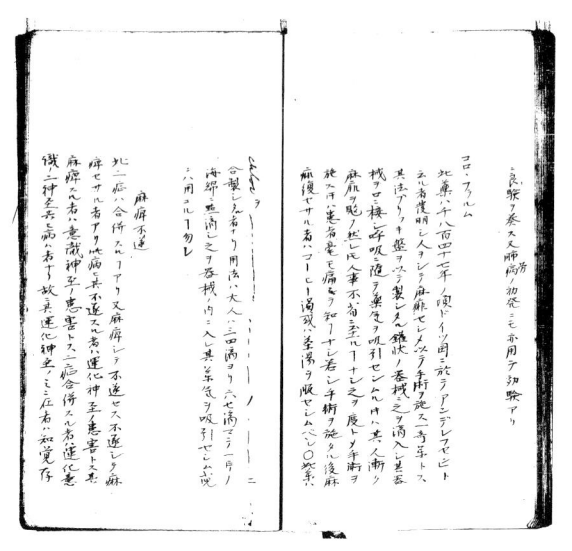

写真 2 「磨尼歇對談録」巻二の「コロヽフォルム」の部
（京都大学附属図書館所蔵：富士川文庫）

冒頭の「千八百四十七年ノ頃ドイツ国ニ於テアンデレフセン〔ママ〕ト云ル者発明シ」とあるが，これは誤りで，クロロホルムの麻酔作用を発見したのはエジンバラ大学の JY Simpson である。確証はないが，ドイツの「アンデレフセン」がクロロホルムの論文を書いて，それがオランダに伝えられたことを示唆するのであろう。麻酔は金属製の容器に海綿を容れてそれにクロロホルムを滴下して吸入させる方法である。意識の消失は見られないとしているので，いわゆる吸入麻酔の第一期を期待したものである。このことから推察すると，クロロホルム麻酔法が発見されてから未だ日が浅い頃の情報であろう。

後半に「此薬ハ Chlor ヲ……ノ……ニ合製シタル者ナリ。」とあって欠字になっているが，これは……部分のオランダ語の言葉を宗建が理解できなかったので，記録できなかったと思われる。当時クロロホルムの製造にはサラシ粉にアルコールを作用させる方法が知られていた。サラシ粉はクロルカルキ（クロルは Chlor=塩素，カルキ =Kalk，消石灰）とも称されていたので，冒頭の Chlor はクロルカルキ Chlorkalk の前半の Chlor ではないかと思われる。上記……の部分を正確に復元できないが，クロロホル

V 日本における吸入麻酔の起源

ムを作る際の反応式は次のとおりである。
$C_2H_5OH+3Ca(ClO)_2+H_2O = 2CHCl_3+3Ca(OH)_2+O_2$

いずれにせよ，日本にクロロホルム麻酔の情報を最初に紹介したのはMohnike であった。

大洲市立博物館所蔵の三瀬諸淵（周三）関係資料の中に「吉雄氏口傳　ホロールホルム用法」がある（写真3, 4）。以下に記す。（異体字は常用漢字に直した。句読点―松木）

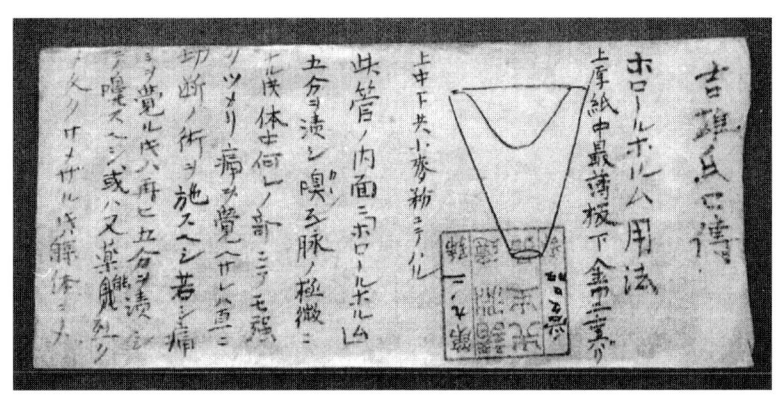

写真3　「吉雄氏口傳（表）」（大洲市立博物館所蔵）

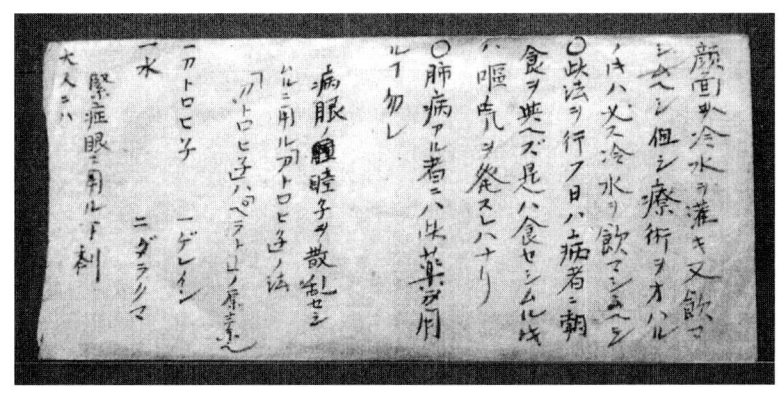

写真4　「吉雄氏口傳（裏）」（大洲市立博物館所蔵）

吉雄氏口傳
ホロールホルム用法
上厚紙，中最薄板，下金巾二重バリ。ここに図が入る（写真3参照）
上中下共小麦粉ニテハル。
此管ノ内面ニ「ホロールホルム」五分ヲ浸シ，嗅（カ）シ，脈ノ極微ニナル時，体中何レノ部ニテモ強クツメリ，痛ヲ覚ヘサレハ，直ニ切断ノ術ヲ施スヘシ。若シ痛ミヲ覚ル時ハ，再ヒ五分ヲ浸シテ嗅（カガ）スヘシ。或ハ又薬能烈クサメザル時ハ躶（「裸」に同じ）体ニシテ顔面ヘ冷水ヲ灌キ，又飲マシムヘシ。但シ療術ヲオハルノ時ハ必ス冷水ヲ飲マシムヘシ。
〇此法ヲ行フ日ハ病者ニ朝食ヲ與ヘズ。是ハ食セシムル時ハ嘔気ヲ発スレハナリ。
〇肺病アル者ニハ此薬ヲ用ル事勿レ。

　写真3の図はクロロホルム吸入用のマスクで，厚紙，薄板，金巾（かなきん）の三重構造になっており，最内層の金巾は「二重バリ（張）」である。「金巾」は堅く撚った糸で織った，目の細かい，薄地の綿布である。図の真ん中の曲線は鼻に当たる部分を示している。クロロホルムを「五分」つまり一匁の半分（約1.875 g）を滴下して吸入させる。クロロホルムの比重は20 ℃で1.476であるから「五分」の液は1.27 mlで，マスク内は相当高濃度になると思われる。「脈ノ極微」になるまで吸入させるとあるが，脈の強弱で麻酔深度の判定をしていたことが理解される。
　宮崎正夫[30]はこの吉雄氏は吉雄圭斎（1822年，文政5〜1894年，明治27）であり，三瀬が1867年（慶応3）長崎に行った際，吉雄から口伝を受けたのを記録したとしている。そして吉雄がクロロホルムのことを知ったのは1861年（文久元）以降としているが，その根拠は伊東玄朴がわが国で初めてクロロホルム麻酔を行ったのが1861年（文久元）であるからという。前述したように製造法まで含めたクロロホルムの情報はMohnikeがすでに将来しており，宮崎のこの推察は誤りであろう。
　この記録はMohnikeから宗建が示教された際，吉雄も同席していたか，あるいは宗建から吉雄が聞いたものと解釈したい。
　宮崎[31]はまた丹波篠山出身の医師小野田篠庵の手記中にシーボルトの弟子二宮敬策から示教されたクロロホルムの製造法が記されていることを以下のように紹介している。

V 日本における吸入麻酔の起源

コロールカルク（以下サラシ粉）　10斤，アルコール　2斤，ワートル（水）60斤　右混和し且つ揺動し，その沈底するを待ち渣滓を去り，又渣滓の分量だけサラシ粉を加入し，蒸露缶にて蒸留し，水気とアルコールを分別するを要す，数度（数回）蒸留するときは最上のクロロホルムを得べし。この方，長崎諏訪町，二宮如山（敬作）先生翻訳する者なり，于時万延紀元庚申（1860）冬11月5日

この記録は1860年代に入るとクロロホルムに対する関心が高まり，その情報が地方の医師にまで浸透しつつあったことを物語っているものであろう。

中西淳朗[32)33)]は土佐藩の医師弘田親厚が戊辰戦争の最中に壬生城（栃木県下都賀郡壬生町）内でクロロホルム麻酔下に手術を行ったことを簡単に紹介しているが，芝[34]は弘田が適塾の門下生であったことから弘田の子孫から提供された史料を用いて，このことについて詳細に言及した。親厚の名は玄又で土佐の幡多郡下田浦（現中村市）の藩医玄純の次男として生まれた。1850年（嘉永3）に適塾に入り，翌年3月には大阪の華岡塾「合水堂」に入門した。1867年（慶応3）3月から半年ばかり長崎で医学修業をした。この年の冬に藩主山内容堂に伴って上洛した。翌年戊辰戦争が起こり，弘田は土佐藩病院の頭取として東征軍に参加して江戸，そして会津へ向かった。前記した壬生城の戦闘で土佐藩士の5人が戦死，19人が負傷したので野戦病院で治療し，薩摩藩の藩士の治療も行った。薩摩藩の医生の腕が未熟だったからという。慶応4年閏4月14日には銃創を受けた吉川泰助の上腕切断（左右別不詳）をクロロホルム麻酔下に行い，江戸に帰った5月3日には織田長三郎の指切断術もクロロホルム麻酔下で行っているという。芝は「玄又がそれ（クロロホルム麻酔のこと—松木注）をいつどこで学んだかは不明であるが，わが国におけるクロロホルム麻酔の初期の実例として記憶さるべき事実であろう。」としているが，前述した彼の長崎遊学中にクロロホルム麻酔の知識と技術を習得し，そしてクロロホルムを入手したと推察するのが妥当であろう。なお玄又の三男長（つかさ）は後に東京帝国大学教授となり，わが国最初の小児科学講座を担当した。

以上，日本における吸入麻酔，とくにエーテル麻酔，クロロホルム麻酔を中心に述べたが，史料的には1848〜49年（嘉永元〜2）にかけて佐賀藩医楢林宗建が長崎で蘭館医Mohnikeから得たクロロホルム麻酔の知識

が本邦にもたらされた吸入麻酔に関する最も早い情報であったと推察される。これとほぼ同時か少し遅れてエーテル麻酔のオランダ語の著書が輸入され，それを江戸の杉田成卿が翻訳し1850年（嘉永3）に「亞的耳吸法試説」と題して刊行した。現在使用している「麻酔」の語もこのとき成卿が造語した。この意味でわが国における近世西欧麻酔科学の導入は1850年（嘉永3）に始まったとすべきであろう。

注　および　参考文献

1) 富士川　游．日本医学史(決定版)．東京：日新書院；1941.
　　麻酔法に関する記述は全くない。
2) 藤井尚久．本邦(明治前)医事文化年表．日本学士院日本科学史刊行会編．明治前日本医学史．第5巻．東京：日本学術振興会；1957.
　　年表には麻酔法関係の事項はない。
3) 赤松金芳．明治前日本薬物史．日本学士院日本科学史刊行会編．明治前日本薬物学史．第1巻．東京：日本学術振興会；1957.
　　以下の記述が見られる。
　「ポンペ及びボードイン所用薬物」p.117-9にポンペやボードインの講義を松本良順が筆記した「養生館方叢」，または「崎港病院方叢」があり，その巻末に「養生館日用薬品」の目録あり。その中に「哥羅布児謨」（コロロホルム），「亞的爾」（アーテル）が披見される。
4) 高橋金一郎．麻酔薬臭素「エチール」ノ実験．中外医事新報1893；308：69-74.
5) 谷津三雄の「麻酔の歴史」（稲田　豊，藤田昌雄，山本　亨編．最新麻酔科学．上巻．東京：克誠堂出版；1984)によれば，亜酸化窒素は1891年（明治24）に片山敦彦がアメリカから吸入器を購入して抜歯に応用したのが最初であり，クロールエチールは1895年（明治28）に日本に紹介されたとしているが，実際の臨床応用の時期については記述がない。
6) 田代義徳．亜酸化窒素混合麻酔器供覧(第26回外科集談会抄録)．日本外科学雑誌1921；22：499.
7) 鈴木正次．クロールエチール吸入麻酔．実験医報1921；7(79)：737-8.
8) 宗田　一．鎮痛・麻酔剤のあゆみ．今日の医学1961；6：515-22.
　　この中で宗田は「亞的耳」を「亜的児」と誤っている。
9) Keys TE. The History of Surgical Anesthesia. New York：Dover Publications；1963. p.25-9.
10) 宗田　一．わが国麻酔小史．Medizin von Heute（今日の医学）1969；別

V 日本における吸入麻酔の起源

冊40：57-62.
　下記のように述べている。
エーテルの知識はクロロホルムより早く，その使用も杉田成卿による安政2年(1855)が最初とされるが，ヨーロッパの動向に支配されて，幕末から明治にかけてはクロロホルムの方が多く用いられたようだ．しかし，エーテルがよいかクロロホルムがよいかについての討論が医学書を賑わしている．

11) 宗田　一．近代薬物発達史．東京：薬事新報社；1974．77-9.
　下記のように述べている．
嘉永3年(1850)刊の杉田成卿『済生備考』中に亜的児吸法試説として，ドイツ医書のオランダ訳(1847)から重訳され詳しく紹介された．これを見ると，当時エーテル麻酔がドイツで盛行されていることが窺えるが，オランダではまだ余り治験例がなかったようである．なお，成卿は，安政2年(1855)にエーテル麻酔を行ったとされるから，これが本邦人による最初のものだろう．(「亜的児」は「亞的耳」の誤り─松木注)

12) 宗田　一．解説．p.9-10.
内服同功(山田貞順・杉生方策輯)・済生備考(杉田成卿訳)．江戸科学古典叢書29．東京：恒和出版；1980(昭和55)．
　文献10)，11)と同じことを宗田は「解説」の項で記している．

13) 宗田　一．図説・日本医療文化史．京都：思文閣出版；1989．p.320.
　この中で宗田は「亞的耳」を「亜的児」と誤っている．

14) 松木明知．麻酔科学のルーツ．東京：克誠堂出版；2005．p.58.

15) 杉田成卿．梅里遺稿(梅里詩稿を含む)．杉田　盛．1885(国立国会図書館蔵)．
　杉田成卿の伝記は肖像も含めてすべてこれを基に書かれている．エーテル麻酔に関しては全く言及がない．大槻修二の「梅里先生小伝」，「附記」「梅里先生著訳書目」(10種37冊)，稿本6種15種

16) 宮地正人編．幕末維新風雲通信─蘭医坪井信良家兄宛書簡集─．東京：東京大学出版会；1978．p.177，p.184.

17) 宮下三郎．長崎貿易と大阪．輸入から創薬へ．大阪：清文堂；1997.
　主として大阪への輸入薬物について安政年度までの状況を記しているが，エーテルやクロロホルムの名前は見えない．

18) 坪井信良．麻酔嗅法ヲ行フニ方テ注意スヘキ要件．医事雑誌1873(明治6年12月)；2：10丁表～13丁裏．

19) 坪井信良による次のような記事が披見される．主に外国論文の紹介である．

出産間及後亞的児注入. 医事雑誌1874(明治7年10月)；21：7丁表〜7丁裏.
亞的児麻酔法. 医事雑誌1874(明治7年10月)；21：7丁裏〜11丁裏.
吸引法ノ優効ハ左ノ如シ1874(明治7年10月)；21：11丁裏〜16丁裏.
　この中でクロロホルム，エーテル，アミレン，四塩化炭素，亜酸化窒素を紹介している．
コロヽホルム分娩際効験1875(明治8年4月)；34：16丁表〜17丁表.
分娩ノ際ニ麻酔法トシテコロラルヲ用フル法1875(明治8年5月)；35：9丁裏〜11丁表.

20) 坪井信良. 吸引法ノ優効ハ左ノ如シ 1874(明治7年10月)；21：15丁表.
21) 文献10)のp.60に次のようにある．
クロロホルムのわが国への導入は安政4年(1857)来朝のお雇い医師第1号オランダ軍医Pompe van Meerdervoortによってなされた．一方，中国大陸で伝導に従事していたイギリス宣教医B. Hobson(合信)の漢訳著書によってもその知識は伝わっている．クロロホルムを最初に使用した日本人医師は江戸の幕医伊東玄朴で，時に文久元年(1861)，脱疽の右足切断術の際であった．
22) 文献11)のp.78に次の記述がある．
クロロホルム麻酔を日本人が実際に応用したのは同じくシーボルト門の伊東玄朴(1800-71)が最初とされる．時に文久元年(1861)，吉原の幇間桜井善孝の子由次郎の脱疽の右足切断術の際であった．
23) 文献13)のp.321.
24) 伊東　栄. 伊東玄朴伝. 東京：玄文社；1916(大正5). p.77.
　ここでは手術日を6月3日としているが，p.56では6月29日とあって齟齬が見られる．
25) 青木歳幸. 順天堂門人須田経哲とその周辺. 日蘭学会会誌1996；21：23-36.
26) 田中香涯. 渉書随筆いそのかみ(5)．義脚を穿った最初の日本人．第三世澤村田之助. 東京医事新報1933；2826：23-5.
27) 昭和女子大学近代文学研究室編. J・C・ヘボン. 近代文学研究双書. 第12巻. 東京：昭和女子大学光葉会；1959. p.192.
28) 整理番号は「富士川文庫　モ　6」
29) 長崎大学医学部創立150周年記念会編. 長崎大学医学部創立150周年記念誌. 長崎：長崎大学医学部創立150周年記念会；2009. p.33-4.
30) 宮崎正夫. クロロホルム麻酔について. 薬史学雑誌1997；32：33-7.
31) 文献30)のp.36. 宮崎は原典の所有者宗田　一氏からメモとして当該部分

を抄出してもらったので原典を直接見ていないという。松木も未見。
32) 中西淳朗. 日本クロロホルム小史. 神奈川県保険医新聞　1381号　第8面　1998年(1月1, 11日).
33) 中西淳朗. クロロホルム続話. 神奈川県保険医新聞　1400号　第6面　1998年(8月1, 11日).
34) 芝　哲夫. 適塾門下生に関する調査報告(13). 適塾 1993;26:111-55. 弘田の記述はp.116-22.

VI

日本における最初の
コカイン臨床使用者

VI 日本における最初のコカイン臨床使用者

 西欧で薬物による「局所麻酔」という概念が誕生したのは「全身麻酔」のそれに比較して半世紀も遅れた。イギリスの Henry H Hickman によって CO_2 ナルコーシスが提唱されたのが 1825 年（文政 8）[1,2]で，実際に臨床実験は行われなかったものの，これが西欧における最初の全身麻酔の概念の提唱であった。一方 1868 年（明治元）に Thomas Moréno y Maïz がコカインの薬理作用を研究して局所麻酔薬としての利用を示唆し[3]，1871 年（明治 4）に Vasili K Anrep[4]もコカインの生理作用を研究して局所麻酔薬として利用可能であることに言及した。そして Sigmund Freud 自身の経験を含めた観察[5]を経て，ついに 1884 年（明治 17）にウィーンの Carl Koller（**写真 1**）が眼科領域での臨床応用を発表[6]して，コカインの臨床が急速に世界中に広まった。局所麻酔薬の発見・開発の歴史は非常に興味のあるところであるが，その詳細は成書の記述[7〜9]に譲りたい。
 Koller がコカインの局所麻酔作用を発見したこと，さらにはコカインが眼科領域のみならず外科，婦人科など他科の手術時にも応用可能であるという情報はもちろんわが国にも数カ月後に伝えられたが，当時の通信手段や交通手段を考慮するとその速さは瞠目すべきものがある。単にコカイ

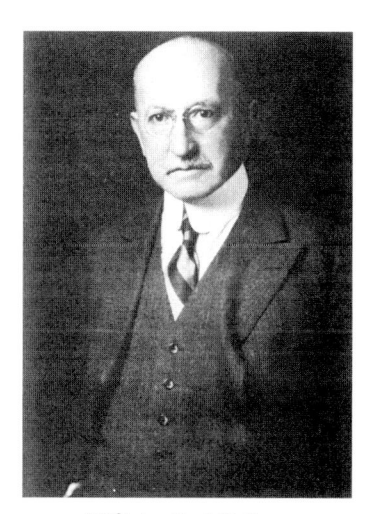

写真 1　Carl Koller
(Keys TE. The History of Surgical Anesthesia. New York : Dover Publications ; 1963. p.37-45 より引用)

ンの情報がもたらされただけでなく，Koller が発表してから半年も経たない 1885 年（明治 18）春頃にはこの薬物が実際に輸入され臨床に応用された。しかし以下に示す諸家の研究によれば，日本で最初に局所麻酔薬としてのコカインの臨床治験を行ったのは誰かについては錯綜した結果が報告されており混乱が見られる。本章では本邦における最初のコカインの臨床使用者は誰かという一点に焦点を当てて論じたい。

山村と谷津[10]は 1973 年（昭和 48）西欧の麻酔科学の歴史を年表によって示し，それに対応する日本における麻酔科学の事象を簡潔に記した。その中で日本におけるコカインの使用については次のように述べられている[11]。

1885　A.D.：井野春毅（日本）Cocaine の使用下に抜歯を施行。日本で最初の cocaine 使用
1886　A.D.：伊藤卓次（日本）京都医事雑誌 13 号に「外科的手術にコカイン皮下注射を以て啯嚕哶麻酔法に代用せしむるの論」を発表

編者の一人谷津はその後「最新麻酔科学」に「麻酔の歴史」[12]を分担執筆したが，その中で次のように記しており，これは上記の年表中の事項をさらに詳しく述べたものである。上記の「井野春毅」は「伊野春毅」の誤りである。なお上記の伊藤卓次の論文[13]は外国論文の紹介であり，伊藤自身の経験した症例の言及は見られない。

コカインを実際に使用した最初は，熊本医学校出身の医師で，かつ小幡英之助[14]の門弟となり，1881 年（明治 14 年）神田の今川小路で歯科を開業していた伊野春毅（1852 ～ 1912）で，3 名の抜歯患者に 1885 年（明治 18 年）に使用し，痛みを感ずることが非常に少なかったという。なお，当時は 1 オンスが 640 円であった。しかし，このコカインの輸入経路については不明である。

これによれば東京の伊野春毅が 1885 年（明治 18）に 3 人の抜歯術患者にコカインを使用して全くの無痛とまではいかなかったが，良好な除痛を得たことは間違いない。しかし手術の正確な期日については何も言及がな

VI 日本における最初のコカイン臨床使用者

い。谷津がどのような史料を用いてこれを記述したか明記していないが，伊野が本邦におけるコカインの最初の臨床使用者であるとしている。しかし当時コカインの使用は珍しい試みであったとみえて伊野の手術は新聞記事[15]にもなった。少し長いが下に引用する。

　〇コカインの奇効
米国の発明にて，外科に必要の薬剤となりたる塩酸コカインは，最初米国の医師が誤つて眼病治療に用ゐしに，患者に少しも苦痛を覚へしめざりしより，試に切断すべき箇所に用ひたるに，更に苦痛を感ぜねば，尚経験を歴たる上，此節専ら使用するに至りたり。近頃我国へも舶来したるにより，大学医学部にて目下実験せらるゝよし。世人も知るごとく，是迄切断の大手術を行ふに，コロヽホルムを用ゐ，全体の感覚は更なり一時精神をも失はしめて手術を施こし来りしが，コロヽホルムの如き劇薬は，一朝之を誤用すれば，忽ち生命を失ふに至るの恐れあれば，大医が数名立会の上ならねば容易に用ゐる事を得ず。然るにこのコカインは切断すべき一部局を麻痺せしむるのみにて，為に精神を失はしめず，又た苦痛を感ぜしめざるの奇効あれば，後来普く世上に採用せらるゝに至るべし。左れども薬品は非常の高価にて，此程輸入し来りたるは，僅か一ヲンス（我八匁余）にて六百四十弗なれば，容易に用ふる事をなし得ざるべし。此程府下神田区今川小路一丁目の歯科医井野春毅氏は，該薬を歯を抜取る際に用ゐんとて，試に両三名の患者に施薬したるに苦痛を感ずる事甚だ薄し。人皆其奇薬に感ぜぬはなかりし。然るに井野氏は，些さかにても痛みを覚ゆるは本意ならずとて，種々昨今其経験に心を砕き居らるゝ由に聞く。此薬の一般に用ゐらるるに至りなば，患者には苦痛を感ぜしめずして刀圭家をして能く其術を施こすことを得せしむべし。此薬剤の如きは世に云ふ神薬とは違ひて，真の神薬と云ふべきなり。（変体がなは通常のかなに直した。句読点─松木）

この新聞記事には誤りが少なくない。コカインの局所麻酔作用を発見したのはウィーンのKollerで「米国の医師」ではなく，したがって「米国」の発明でもない。術者の名前の「伊野春毅」を「井野春毅」と誤っている。しかし伊野の住所は「神田区今川小路一丁目」で一致しており，抜歯術患者の人数も3人で一致している。コカインの値段は谷津の記述では640円，

新聞記事は640弗であるが，当時は1円が1弗（ドル）であったから矛盾はない。しかし「苦痛を感ずる事甚だ薄し」とあるので，完全な除痛とはいい難くコカインを単に塗布しただけとも考えられる。問題は手術が行われた正確な期日である。この記事には手術日についての言及はないが，この記事が掲載されたのは「6月3日」である。新聞記事であるから常識的に考えて1カ月も前のことを書く訳もなく，せいぜい1週間くらい前の出来事を記事にしたものであろう。そうすれば3人の抜歯術が行われたのは5月末日，早くても5月20日以降であった可能性が高い。この記事に「近頃我国へも舶来したるにより，大学医学部にて目下実験せらるゝよし」とある。「大学」とは「東京大学医学部」のことであり，医学部の眼科でもコカインの治験が行われていたことを示唆している。このことに関して「日本眼科の歴史　明治篇」[16]は次のように述べている。

　コカインは明治17年（1884）ウィーンのコレル（Carl Koller）によって眼科表面麻酔に初めて用いられたが，翌年，梅　錦之丞によって輸入され，彼の命により，広田京右衛門がこれを試験して『東京医事新誌』に発表した。続いて井上達也もコカインについて発表し，日本にも表面麻酔による本格的な眼科手術の時代が到来した。コカインの副作用が明らかになるにつれて，明治後年になるとこれに替わるものとしてホロカイン，ノボカインなどが用いられた。

　コカインの研究を命じた梅　錦之丞[17]はこれより6年前の1879年（明治12）に東京大学の第1回留学生3人の中の1人として選ばれ，同年11月20日に横浜を出発し，ベルリン大学でシュワイガー教授に師事して眼科学を学んだ。約3年の留学を終えて1883年（明治16）1月に帰国して，3月31日付で医学部講師に任ぜられた。眼科の講義と診療が外国人医師のスクリバから初めて日本人の手に委ねられたのであった。しかし不幸にも結核の冒すところとなり，1885年（明治18）12月8日に辞職した。
　コカインの局所麻酔作用がハイデルベルクで開かれた眼科学会で発表されたのが1884年（明治17）9月であるから，もちろん梅が帰国後のことになる。そうすれば早ければ同年の11月末から12月中旬までにはコカインの情報が梅の許に届いていた可能性がある。そして梅がその薬効に注目して臨床に応用したいと考えて直ちに注文すれば，翌年の1885年（明治

18) 3月頃までにはコカインを入手できたと思われる。

　上記の「日本眼科の歴史　明治篇」[16]によれば，梅の指示によってコカインの治験を行ったのが梅の弟子広田京右衛門で，その成果は「東京医事新誌」に発表されたという。1885年から翌年の同誌を調べてみると広田の論文[18]が掲載されている。「日本眼科学会百周年記念誌」の広田の伝[19]にも「明治18年梅　錦之丞の指示により輸入されたばかりのコカインの治験を行い，『東京医事新誌』7月号に発表した。コカインはその前年発見されたばかりの表面麻酔薬で，この発表は本邦最初のものとなり，以後眼科手術に大きい影響を与えた。」とある。この記述に従えば広田は本邦で最初のコカインの治験を行って，その成果を7月に発表しているのであるが，歯科と医科は分野が異なるものの，前述した伊野の方が早く発表した可能性が出てくる。事実前述したように谷津[12]は伊野が本邦で最初のコカインの臨床使用者であるとしている。

　ところが広田の論文を丁寧に読むと，この論文は Centralblatt für practische Augenheilkunde の1885年3月号と4月号，Archiv Ophthal 1884年の12月号 に掲載された関連論文を抄訳したものであり，広田自身，つまり東京大学医学部眼科での治験については全く言及されていないことが判明した。上述の広田の伝[19]にあるように確かに「東京医事新誌」に広田の論文は発表されてはいるが，それは外国語論文の抄訳であって，広田による東京大学における臨床治験の具体例は記述されていない。広田の伝の執筆者は恐らく実際に原著に当たらずに伝聞を信じて記述したためにこのような誤りを犯したのであろう。ついでに記すが，広田の抄訳した論文は次の2篇である。

　Wicherkiewicz B. Einige Erfahrungen über den therapeutischen Werth und die Anwendungsweise des Cocaïns in der Augenheilkunde. Centralblatt für practische Augenheilkunde 1885 ; 9 : 85-9, 115-9.
　Knapp H. On cocaine and its use in ophthalmic and general surgery. Archiv Ophthal 1884 ; 13 : 402-8.

　広田にはこれ以前に執筆して掲載されたコカインに関する論文はない。したがって広田がコカインを最初に臨床に使用したかも知れないが，その

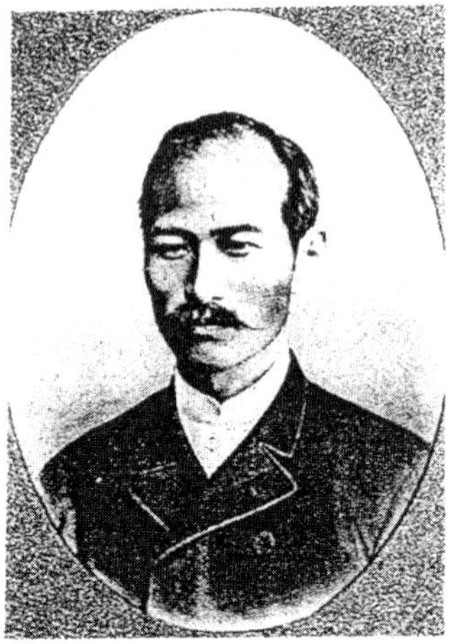

写真 2　井上達也
（日本眼科学会百周年記念誌編纂委員会編．日本眼科を支えた明治の人々．日本眼科学会百周年記念誌．第五巻．東京：日本眼科学会；1997. p.19 より引用）

ことを実証できない。そして前記の「日本眼科の歴史　明治篇」[16]には「続いて井上達也もコカインについて発表し、日本にも表面麻酔による本格的な眼科手術の時代が到来した」とある。この記述に従えば、同じく東京大学の眼科学教室にいた井上（**写真 2**）もコカインの治験を行ったと思われる。事実「日本眼科を支えた明治の人々」[20]には「（井上は）また日本で初めてコカインの使用を報告した」とある。したがって日本の眼科学史に関して最も権威ある「日本眼科学会百周年記念誌」においてすでにコカインの最初の臨床使用者を「広田京右衛門」とも「井上達也」とも記して矛盾が見られるのである。

　そこで井上の論文を探した。広田の論文が 1885 年（明治 18）であるからその前後に発行された医学雑誌を調べてみると同年の「東京医事新誌」に井上の論文[21]が掲載されていた。なお「医事新聞」[22]にも同文が掲載されている。ただし「東京医事新誌」には編者の前言が付されている。発行日は「東京医事新誌」の方が 4 月 18 日で「医事新聞」の 4 月 25 日よりも 1 週間早い。井上は患者の実名（年齢の記述はない）を記して処置の内容と 1％コカインの効果を評価している。その 16 症例を以下に簡潔に記す。

井上自身と学生1人の健常者を含むので実際の患者は14人であった。

1　男子　急性結膜炎に対する4%硝酸銀の滴下時の疼痛に対して効果あり。
2　男子　前房蓄膿症の虹彩切除に対する点眼3回でも角膜穿刺，虹彩牽引時に痛みあり。
3　男子　角膜火傷に対して腐蝕カリ液点眼。疼痛少し軽減す。
4　男子　仮瞳孔の施術。角膜切開，虹彩切除時に疼痛あり。
5　女子　顆粒性結膜炎に対する硫酸銅塗敷で痛みなし。
6　男子　角膜環状潰瘍の烙鉄による焼灼時に痛みあり。
7　男子　上眼瞼内翻の切断術時に痛みあり。
8　女子　仮瞳孔施術時，角膜切開，虹彩切除時に疼痛あり。
9　女子　角膜鉛沈着除去術。痛みあり。
10　男子　上眼瞼内翻の切断術時，4%コカイン液0.4 gr患部皮下注射したが痛みあり。
11　男子　半眼球截除術時，角膜切断に際して痛みあり，麻酔薬を吸入させた。
12　男子　角膜潰瘍の烙鉄による焼灼時に痛みなし。
13　男子　緑内障に対する虹彩切除。切除時に痛みあり。
14　男子　健常者（医学生）2回点眼して結膜，角膜の感覚欠如。
15　男子　井上達也　下眼瞼に1滴点眼，結膜は感覚なし。角膜は感覚あり。
16　女子　上眼瞼霰粒腫切除に対して3回塗布。はじめ知覚なし。10分後に疼痛あり。

以上の成績を得て井上は次のように纏めている。

1　結膜或ハ角膜ノ小手術ニハ効ヲ奏ス
2　総テ刺激薬ヲ点眼スルノ前後ニ於テ本品ヲ使用スレハ其刺激ヲ減殺スルノ効アリ
3　深部ノ手術ニハ顕著ノ効ナシ
4　健全ノ皮膚ヨリ吸収スル事ナシ
5　知覚減少ノ多少ハ各人ノ素質ニ関シ差等アリ

6　知覚減少時間ハ十二三分ナリ

　1％コカイン溶液の点眼であるから結膜，角膜表面は麻酔されるが，その効果は皮下にまでは到達しない。一例で皮下注射を行っているが，十分な効果が得られなかったのは切開部位にコカインが十分浸潤していなかったためと思われる。このようなことから井上は「予ガ実験ニ徴スレハ，深部ノ手術ニハ敢テ効ナキモノヽ如シ。或ハ菅ニ無効トスルノミナラス，却テ害ヲ招ク事ナキニアラス。何則，眼瞼ヲ開撥シ，或ハ眼球ヲ固定スル時ハ眼球安静ナリト雖共然レ共，最モ静穏ヲ要スルノ期，則刀ノ前房内ニ達スル時，疼痛ヲ発シ，卒然眼球ヲ運動シ，術者大ニ困難スル事アリ。豈注意セサルヘケンヤ。」（句読点―松木）と述べている。コカインの表面麻酔作用が発見されたばかりで，その浸潤麻酔法への応用がまだ十分に検討されていなかった。

　さて上記の井上の論文が掲載されたのは1885年（明治18）4月18日発行の「東京医事新誌」である。当時原稿を投稿してから雑誌に掲載されるまでどれくらいの期間を要したかは知られるところがないが，校正の期間をも考慮すれば最短でも3週間から1カ月くらいはかかると思われる。そうすれば井上はこれらの症例の治験を3月下旬までに終了して論文として纏めていたことが推察される。このことを特定できる史料は今のところ存在しない。しかし井上のコカイン使用の治験が1885年（明治18）4月18日発行の医学雑誌に掲載されていることによって井上が伊野よりも約2カ月も早くコカインを臨床に使用していたことは明らかである。したがって伊野が日本で最初のコカイン使用者であるとの従来の記述を訂正する必要がある。なお井上は東京・駿河台の井上眼科の創設者である。

　日本で最初のコカインの臨床使用者は井上達也で，それは遅くても1885年（明治18）3月末から4月初めにかけてのことであった。以後コカイン使用の紹介や治験についての論文が頻出することになる[23]。耳鼻科領域で使用されるのはずっと後のことになる[24]。

　なお山田平太[25]はコカインが1878年（明治11）にすでに病院見本用として日本に輸入されていたと述べている。何のために使われたのかは全く不明である。Kollerによってコカインの麻酔作用が発見されたのは1884年（明治17）であるから，日本に輸入されたのはこれより6年も前のことになり，局所麻酔薬としてではなく生理学や薬理学実験用，あるいは精

神科領域での使用など全く別の薬効目的のためであったと思われる。したがってこのエピソードは本章の主旨と直接関係するものではない。

注 および 参考文献

1) Duncum BM. The Development of Inhalation Anaesthesia : With Special Reference to the Years 1846-1900. London : Oxford University Press ; 1947. p.77-89.
2) Sykes WS. Essays on the First 100 Years of Anaesthesia. Vol 1. Edinburgh : Livingstone ; 1960. p.117-9.
3) Norman JM. Morton's Medical Bibliography An Annotated Check-List of Texts Illustrating the History of Medicine (Garrison and Morton). 5th ed. Aldershot : Scolar Press ; 1983. p.291.
4) Anrep VK. Ueber die physiologische Wirkung des Cocaine. Pfüg. Arch. ges. Physiol. 1880 ; 21 : 38-77.
5) Freud S. Ueber coca. Centralblatt. Ges. Ther. 1884 ; 2 : 289-314.
6) Koller C. Vorläufige Mitteilung über locale Anästhesierung am Auge. Klin. Mbl. Augenheilk. 1884 ; 22 (Beilageheft) : 60-3.
7) Allen CW. Local and Regional Anesthesia. Philadelphia : WB Saunders ; 1915. p.20-4.
8) Smith AE. Block Anesthesia and Allied Subjects. St Louis : CV Mosby ; 1921. p.22-8.
9) Keys TE. The History of Surgical Anesthesia. New York : Dover Publications ; 1963. p.37-45.
10) 山村秀夫,谷津三雄編. 表で見る麻酔学の歩み. History of Anesthesiology. 大阪:バイエル薬品;1973.
11) 文献10)のp.53.
12) 谷津三雄. 麻酔の歴史. 稲田 豊,藤田昌雄,山本 亨編. 最新麻酔科学. 上巻. 東京:克誠堂出版;1984. p.22.
13) 伊藤卓次. 外科的手術にコカイン皮下注射を以て略嚕哶麻酔法に代用せしむるの論. 京都医事雑誌1885;13:p.21-6.
14) 小幡英之助(1850年, 嘉永3〜1909年, 明治42)
大分県中津出身。生来器用だった小幡は横浜で開業していたアメリカの歯科医師エリオットの門人となり,明治8年4月に歯科専門の医術開業試験に合格して,同年10月に「歯科医術開業免許候事」として登録された。わが国の歯科開業の開祖である。今田見信. 今田見信著作集(2). 小幡英

之助先生. 東京：医歯薬出版；1973(昭和48)に詳しい.

15) 東京日日新聞　明治18年6月3日
16) 日本眼科学会百周年記念誌編纂委員会編. 日本眼科の歴史　明治篇. 日本眼科学会百周年記念誌. 第一巻. 東京：日本眼科学会；1997. p.292.
17) 日本眼科学会百周年記念誌編纂委員会編. 日本眼科を支えた明治の人々. 日本眼科学会百周年記念誌. 第五巻. 東京：日本眼科学会；1997. p.22-3.
18) 広田京右衛門. 「コカイン」ノ眼科上ニ於ケル効用. 東京医事新誌1885；381：907-11(7月18日), 382：939-43(7月25日), 383：975-9(8月1日), 384：1005-8(8月8日), 385：1039-43(8月15日).
19) 文献17)の p.112-3.
20) 文献17)の p.20.
21) 井上達也. 塩酸コカイン実験記事. 東京医事新誌1885(4月18日)；368：483-7.
22) 井上達也. 塩酸「コカイン」実験記事. 医事新聞1885(4月25日)；155：3-6.
23) 松木明知. 日本麻酔科学文献集(1). 日本麻酔科学史資料6. 東京：克誠堂出版；1992. p.17-26.
24) 田中助一. 明治前日本耳鼻咽喉科学史. 日本学士院日本科学史刊行会. 明治前日本医学史. 第四巻. 東京：日本学術振興会；1964. p.736-7.
　　耳鼻科が独立したのは明治23年であり，それまでは外科が耳鼻科の手術を行っていた。コカインについては次のようにある。
　　1884年(明治17)コルレル(K Koller)が点眼による結膜の知覚麻痺作用を発見した。爾来外来領域にひろく応用せられるようになり，わが国にも伝来した。明治20年11月25日発行の「中外」184号に，佐藤　進の講演筆記「コカイン将に嚼囉吩に代らんとす」が掲載されている。
25) 山田平太. 日本における抜歯時の麻痺. 歯学史研究1971；4：33-4.

VII

三輪徳寛と日本で最初の本格的麻酔科学書

VII 三輪德寬と日本で最初の本格的麻酔科学書

　1899年（明治32）4月1～3日東京帝国大学医科大学の外科学教授佐藤三吉は東京市神田区一ツ橋通町の帝国教育会講堂で日本外科学会の第1回総会を主催した[1]。一般演題45題が口演として発表されたとあるがこれは誤りで，実際に発表されたのは少なくとも47題であった[2]。日本の医学史，外科学史において記念すべき年であるが，ドイツのAugust Bierが脊髄くも膜下麻酔法を発見するなど世界的に見ても注目すべき年であった。外科学会の創設はわが国の外科学も漸く欧米諸国に比肩できるほどの水準に近づいたことを意味した。

　この佐藤が監修者となって「日本外科全書」が1914年（大正3）から発刊された。日本外科学会が創立されてから15年後のことであった。この年東京帝国大学法科大学第三十二番講堂で開催された第15回日本外科学会の会長はこれから述べる著書の著者，千葉医学専門学校の三輪德寬であった[3]。出版社は東京の吐鳳堂書店で，「日本外科全書」が全部で何巻発行されたかわからない。「わからない」としたのは国立国会図書館，北海道大学附属図書館医学部分館，東京大学医学図書館，東北大学附属図書館医学部分館，京都大学附属図書館医学部分館，金沢大学附属図書館医学部分館，九州大学附属図書館医学部分館などでも全巻揃って保存されていないため，最終巻が確認できないからである。巻数の順序どおりには出版されなかったようで，現在のところ1916年（大正5）の広告（添付の一枚刷）に記されている第16巻第28冊の「上肢」（住田博士著）が巻数，冊数の数字が最も大である。80年ほどしか経っていない外科の代表的著作が主な医育機関の図書館にさえ保存されていないという事態が，わが国の学問基盤の貧弱さ，そして弊履を棄てるように「過去」を粗末に扱う態度を如実に物語るものであろう。

　「日本外科全書」の第3巻第7冊は三輪德寬著の「療法総論」で，その内容は「全身麻酔法」，「局所麻酔法」，「制腐法及防腐法」であった。「全身麻酔法」と「局所麻酔法」は併せて290頁で，全352頁の82％に及んでおり，わが国で執筆された初めての本格的な麻酔科学に関する「著書」と見做してもおかしくない[4]。しかしこれまで発表された麻酔科学史関係の研究でこの著書に詳細に言及した論考は見られないので，以下詳細に紹介したい。なお第3巻第7冊の別録は「止血法・植皮術，日光療法　三輪德寬述，レントゲン療法・ヂアテルミー　肥田七郎述，ラヂウム療法　土肥慶蔵述」で1916年（大正5）10月に発行された。

1 「日本外科全書」第3巻の三輪徳寛著「療法総論」について

　佐藤三吉監修，長尾折三，藤根常吉編「日本外科全書」の第3巻，第7分冊で，1916年（大正5）3月13日に東京の吐鳳堂書店から発行された。この巻の執筆者は千葉医学専門学校外科学教授の三輪徳寛であった。本の大きさは縦26.4 cm，横19.0 cmで，表紙はソフトカバーである（**写真1**）。352頁。見返しに文字はなく，遊び紙が1枚ある。目次はない。第1頁冒頭に「日本外科全書　巻三」とあり，第2～3行に「療法総論　Allgemeine Therapie　医学博士　三輪徳寛述」とある。各頁は和本でいうところの「四周双辺」（本文の四周が二本の線で囲まれていること）で，上段は見出しのため横罫（横の線）で区切られている（**写真2**）。

　この巻の題名は「療法総論」でその内容は「全身麻酔法」，「局所麻酔法」，「制腐法及防腐法」である。ここでは直接麻酔科学に関係する「全身麻酔法」，「局所麻酔法」に限定して述べる。各項目だけを一瞥しただけでも，この著の記述がいわゆる当時の麻酔科学の全領域に及んでいることが理解

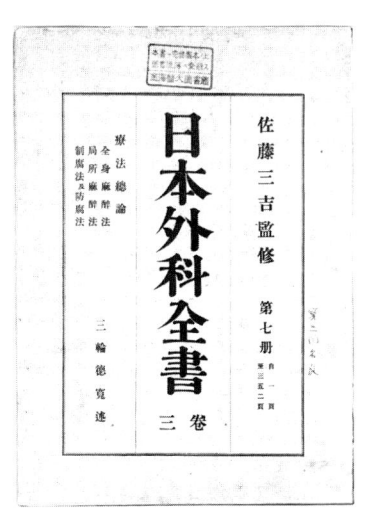

　　写真1　「日本外科全書」の表紙　　　　　**写真2**　「日本外科全書」第1頁

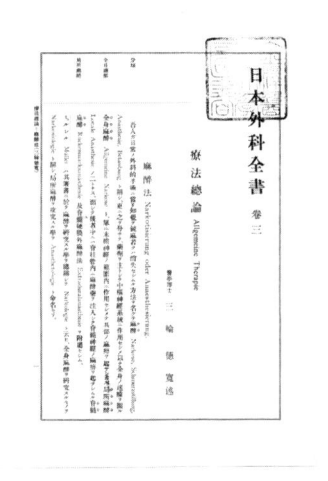

できるであろう。「法」と末尾にあることは「麻酔」はあくまでも「方法」であってまだ「学問」にまで達していないことを示している。

　まず全体について述べる。麻酔科学関係の頁は290頁である。この中で「甲　全身麻酔」は84頁，「乙　局所麻酔」は206頁で，頁数の割合は29：71である。「全身麻酔」に比較して「局所麻酔」が全体の7割を占めて，より重要視されていたことが窺われるであろう。本書の「Ⅱ　なぜ太平洋戦争前の日本では麻酔科学の発達が遅れたのか」の中で指摘した当時の日本の外科医たちが「局所麻酔」を重要視したことの一つの傍証にもなろう。巻末に掲載された麻酔科学の欧文文献14篇はすべてドイツ語の論文であり，ドイツ外科学の影響を強く受けていたことが窺われる。本文中にイギリスの論文を参照にした個所があるが，文献名を明記していない。

　このように「局所麻酔」が偏重された特別の理由があった。それを本書のクロロホルム吸入麻酔の記述中に見出すことができる。「全身麻酔」の頁数は84頁である。以下の項目欄に示したようにⅠ「吸入麻酔法」の項は5〜71頁の67頁で，Ⅱ「静脈内麻酔法」からⅩ「麻酔薬並ニ麻酔法ノ比較」までの14頁（71〜84頁）より圧倒的に多い。そして「吸入麻酔法」67頁の中では「クロロフォルム吸入麻酔法」が40頁（60％）を占めている。これを見ても当時はクロロホルム全盛時代であったことが理解されるであろう。しかしクロロホルム麻酔の記述の中で副作用，合併症に関する記述は「8　麻酔中ニ発スル偶発症並ニ其療法（呼吸蘇生法，心臓蘇生法に言及）」，「9　クロロフォルム麻酔ノ禁忌症並ニ危険症（胸腺淋巴体質に言及）―松木」，「10　クロロフォルム死」，「11　クロロフォルムノ有害後作用及後発死」，「12　クロロフォルム麻酔ノ後療法並ニ不快症」の23頁に及んでいるのである。実にクロロホルム麻酔の記述の60％近くが合併症，副作用に関することであった。記述の半分以上を副作用に費やさなければならない麻酔薬は，現在では全く臨床に応用されることなどはないであろう。麻酔作用だけに限定して考えれば，クロロホルムは優れた麻酔薬であるが，一方重篤な副作用を招く可能性も秘めていた。いわば諸刃の剣であった。結局クロロホルム麻酔が廃れてエーテル麻酔が見直され，一方では局所麻酔法が隆盛を見るに至った理由もここにあるのである。

2 「全身麻酔」(1〜84頁) について

「見出し」項目を列記すれば，全体を窺うことができると思うので，以下に列記する。

　　甲　全身麻酔　（「甲」は「全身麻酔」の部で，「乙」が「局所麻酔」の
　　　　　　　　　部である。また主な項目にはドイツ語が併記されている
　　　　　　　　　が省略する。―松木注）
　　　1　定義
　　　2　麻酔発達略史
　　　3　麻酔ノ原理竝麻酔薬ノ作用
　　I　吸入麻酔法
　　　A　クロロフォルム吸入麻酔法
　　　　1　化学的性状
　　　　2　鑑識法
　　　　3　生理的作用
　　　　4　麻酔前ノ準備
　　　　5　麻酔技術（11個の図と写真）
　　　　6　麻酔ノ経過竝ニ症候（4期に分類―松木注，以下カッコ内は
　　　　　　松木注）
　　　　7　クロロフォルム量及麻酔時間竝ニ麻酔ノ反覆
　　　　8　麻酔中ニ発スル偶発症竝ニ其療法（呼吸蘇生法，心臓蘇生法
　　　　　　に言及）
　　　　9　クロロフォルム麻酔ノ禁忌症竝ニ危険症（胸腺淋巴体質に言
　　　　　　及）
　　　　10　クロロフォルム死
　　　　11　クロロフォルムノ有害後作用及後発死
　　　　12　クロロフォルム麻酔ノ後療法竝ニ不快症
　　　B　エーテル吸入麻酔法
　　　　1　化学的性状
　　　　2　鑑識法
　　　　3　生理的作用其作用（「其」の前に「竝ニ」が脱落か）

4　禁忌症並ニ適応症
　　　5　エーテル麻酔ノ技術
　　　6　麻酔ノ経過
　　　7　有害作用並ニ後作用
　　　8　エーテル死
　　附載1　血行縮小状態ニ於ケル麻酔法
　　附載2　リーデルノクロロフォルム微酔法並ニズーデックノエー
　　　　　テル微酔法
　C　其他ノ吸入麻酔薬
　　　1　クロールエチール
　　　2　ブロムエチール
　　　3　亜酸化窒素（笑気，快気）
　　　4　ペンタール（アミレンのこと）
　　　5　アルコホル
　　　6　炭酸
　　　7　エチール・ニトラート
　　　〳　（省略）
　　　29　リコペルドンプロテウス
　D　混合麻酔並ニ合併麻酔
　　　1　混合麻酔（Mischnarcose）
　　　　1)　クロロフォルム・酸素混合麻酔
　　　　2)　エーテル・酸素混合麻酔
　　　　3)　クロロフォルム・エーテル・酸素混合麻酔
　　　　4)　亜酸化窒素瓦斯・酸素混合麻酔
　　　　5)　ゾムノフォルム・麻酔（クロール・エチール 60%，クロー
　　　　　　ル・メチール 35%，ブロム・エチール 5%の合剤）
　　　2　合併麻酔（Kombinierte Narcose）
　　　　（27種類に分類して述べている，スコポラミン・モルヒネ麻
　　　　酔も含まれる。松木注）
Ⅱ　静脈内麻酔法
Ⅲ　直腸麻酔法
Ⅳ　筋肉内麻酔法
Ⅴ　腹膜内麻酔法

Ⅵ　皮下麻酔法
　　Ⅶ　挿管法ニ依ル吸入麻酔（クーンノ肺麻酔）
　　Ⅷ　吹入麻酔法
　　Ⅸ　高圧麻酔法竝ニ低圧麻酔法
　　Ⅹ　麻酔薬竝ニ麻酔法ノ比較

　項目を一覧しただけで，その概要を理解できると思うが，2, 3解説を付け加えておきたい。「クロロフォルム吸入麻酔法」と「エーテル吸入麻酔法」の「2」に「鑑識法」とあるが，当時麻酔中の副作用は不純な麻酔薬に原因するとも考えられていたので，使用する麻酔薬の純度は重要な問題であり，不純物の存在を比重を測定して検定していた。その方法を述べている。

　クロロフォルムの「8　麻酔中ニ発スル偶発症竝ニ其療法」で，呼吸困難に対する処置としてエスマルヒ・ハイベルヒの操作（Esmarch-Heiberg'scher Handgriff），いわゆる下顎挙上法を述べているが，今の若い麻酔科医はこの名前を知らない人が多い。併せて人工呼吸法としてハワード法，シルヴェスター法，シューラー法が紹介されている。クロロホルム麻酔死の原因の一つに胸腺リンパ体質が存在することを認めているが，予見は困難としている。この問題については拙著[5)]を参照されたい。

　「附載1　血行縮小状態ニ於ケル麻酔法」の「血行縮小状態」とは駆血によって人工的に循環血液量を減少させた状態のことである。ドイツ語の"Künstlich verkleinertem Kreislauf"の方がわかり易い。麻酔導入前に四肢を駆血しておき，末梢には麻酔薬を含まない血液を貯留しておき，麻酔中危険に瀕した際，駆血を解除して麻酔薬の血中濃度を減少させようという試みであった。Klappが1907年に提唱した考えであった。

　「附載2　リーデルノクロロフォルム微酔法竝ニズーデックノエーテル微酔法」の「微酔法」とは吸入麻酔の第1期，つまり意識期（無痛期）を応用した麻酔法である。

　「D　混合麻酔竝ニ合併麻酔」の「1　混合麻酔（Mischnarcose）」と「2　合併麻酔（Kombinierte Narcose）」はわかり難いので解説する。前者は2種以上の麻酔薬を混合して作用を増大して，各麻酔薬の濃度を減じて副作用を予防するものである。例えばビルロート混合液を用いた麻酔ではクロロホルム　3容，エーテル　1容，酒精　1容の溶液を用いた。当時はク

ロロホルム・エーテル・酸素麻酔，クロロホルム・酸素麻酔，エーテル・酸素麻酔も混合麻酔とされていた。いずれもクロロホルムの副作用を減ずるためであった。一方後者の「合併麻酔」とは2種以上の薬物を時間的に相前後して別々に用いて，麻酔状態を得る方法である。例えばまずクロロホルム麻酔を行ってから，エーテルで維持する方法，モルヒネを筋肉内注射してからクロロホルム麻酔を行う方法など必ずしも全身麻酔薬のみを用いるとは限らなかった。

「Ⅶ　挿管法ニ依ル吸入麻酔（クーンノ肺麻酔）」も注目すべき項目である。ドイツのKuhnが賞用したのでKuhnの肺麻酔法と称された[6]。**写真3**に示したような金属製の経口チューブを使用する。患者を一旦麻酔してから挿管するが，少し練習すれば覚醒している場合でも容易に可能であるという。実際には次のように行うとある。「術者ハ患者ノ右ニ立チ，オドワイエルノ開口器ヲ掛ケ，左示指ヲ会厭ニ送リテ之ヲ挙上シ，其後方ニアル喉頭上口ヲ触レ管ヲ挿入ス。若シ指ニテ喉頭上口ヲ触レ得ザル時ハ，送入セル指ニ沿ヒ怡起セル会厭ヲ越エ，正中線ニ於テ深ク管ヲ送ルベシ。声帯ノ痙攣ニヨリ妨ゲラレルトキハ，吸気ヲ待チテ行フベク，決シテ暴力ヲ用ユベカラズ。」（**写真4**）。この気管挿管による方法が日本においてどれくらい普及したかはにわかに判断しかねるが，文献にも余り披見されないところから推察するとそんなに広まった方法とは考えられない。

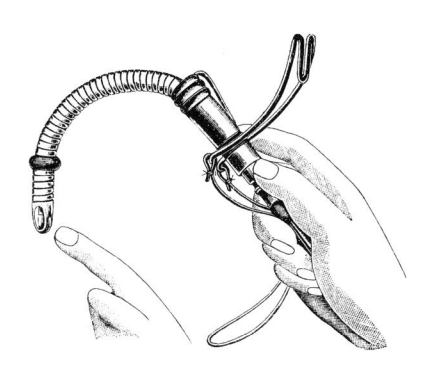

写真3　金属チューブ

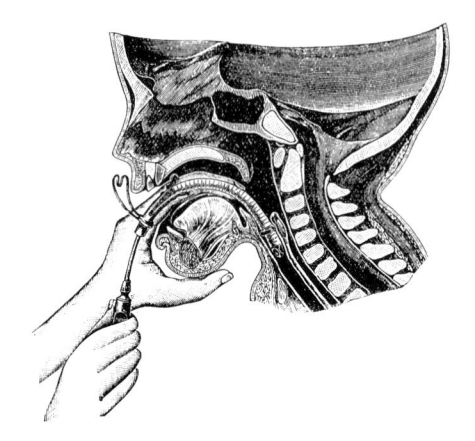

写真 4 挿管法

3 「局所麻酔」（85 〜 290 頁）について

乙　局所麻酔　（Locale Anästhesie）
　I　腰髄麻酔法
　　1　歴史
　　2　解剖的関係
　　3　生理的関係
　　4　病理解剖
　　5　麻酔薬ノ選定
　　6　技術
　　7　麻酔ノ経過並ニ範囲
　　8　麻酔ノ持続及其状態
　　9　副作用及後作用
　　10　適応症及禁忌症
　　11　腰髄麻酔ノ価値
　II　脊髄硬膜外麻酔法又薦骨麻酔法
　　1　定義
　　2　歴史
　　3　解剖的及生理的関係
　　4　器械及注射溶液

5　患者ノ位置
　　　6　薦骨裂孔ノ捜索
　　　7　注射方法
　　　8　麻酔ノ経過・範医及持続
　　　9　硬膜外麻酔ノ下ニ施行シ得ベキ手術
　　10　副作用及後作用
　　11　適応症竝ニ禁忌
　　12　硬膜外麻酔法ノ利害
　　附　高脊髄硬膜外麻酔法
Ⅲ　狭義ノ局所麻酔
　　　緒言
　　　歴史
　　　1　神経圧迫ニ因ル麻酔法
　　　2　寒冷ト麻酔トノ関係
　　　3　純粋ノ理学的方法
　　　4　化学的薬品
　　　　理学的前提
　　　　局所麻酔薬
　　　1）コカイン
　　　2）トロパコカイン
　　　3）ベタオイカイン
　　　4）アリピン
　　　5）ストヴァイン
　　　6）ノボカイン
　　　7）マスイシン
　　　8）ヒナリン
　　　9）アコイン
　　10）ア子ステジン
　　11）アンドリン
　　12）ア子ストール
　　13）ア子ジン
　　14）アセトン・クロロフォルム
　　〱（省略）

28）プロペジン
各　論
　　1　頭部・前額及脳ノ手術
　　2　顔面ノ手術
　　3　耳ノ手術
　　4　鼻及鼻周囲ノ手術
　　5　口唇及頤部ノ手術
　　6　口腔及鼻腔ノ手術
　　7　眼科ノ手術
　　8　上顎骨・下顎骨及歯牙ノ手術
　　9　頚部ノ手術
　　10　脊柱及胸郭ノ手術
　　11　腹部ノ手術
　　12　泌尿生殖器及肛門ノ手術
　　13　四肢ノ手術
局所麻酔ノ補助法及局所麻酔溶液
　　1　寒冷
　　2　駆血
　　3　副腎製剤
　　4　平流電流
　　5　脳震盪（項目としてはないが，内容から著者が仮に付けた）
　　6　局所麻酔溶液
局所麻酔法ノ種類及其方法
　　1　表在性麻酔法
　　2　シュライヒノ浸潤麻酔法
　　3　伝達麻酔法
　　4　静脈麻酔法
　　5　動脈麻酔
　　6　関節麻酔
　　7　寒冷麻酔
　　8　皮膚及爾他各組織ノ麻酔法
局所麻酔用器具
局所麻酔法ノ応用一般

「局所麻酔」のドイツ語はLocale Anästhesieとある。当時全身麻酔の「麻酔」にはNarcose，局所麻酔の「麻酔」にはAnästhesieが用いられていたことが知られる。局所麻酔についても，2，3解説を加えておきたい。

まず全体的なことについて述べる。「局所麻酔」全体の頁数は206頁であるが，「腰髄麻酔法」は16頁，「脊髄硬膜外麻酔法又薦骨麻酔法」（「附　高脊髄硬膜外麻酔法」を含めて）は12頁，「狭義の局所麻酔」は30頁，「各論」つまり身体各部位の麻酔法は78頁，「局所麻酔ノ補助法及局所麻酔溶液」は28頁，「局所麻酔法ノ種類及其方法」は28頁，「局所麻酔用器具」5頁，「局所麻酔法ノ応用一般」10頁である（重複分を含む）。

腰髄麻酔では「注射部位」について次のように記されている。これで見ると，いわゆるヤコビー線というのが未だ一般的ではなかったことが窺われる。

多数ノ外科医ハ第二又ハ第三腰椎間ニテ注射ス。而シテ，注射部位ヲ知ルニハ，両側腸骨櫛ノ最高点ヲ結合スル線ハ，第四腰椎突起又ハ第四腰椎間ヲ通過スルガ故ニ，之ヲ標準トシテ棘状突起ヲ数フレバ，任意ノ椎間ヲ知ルヲ得。（第三十九図）　　　　　　　　　　　　　　（**写真5**）

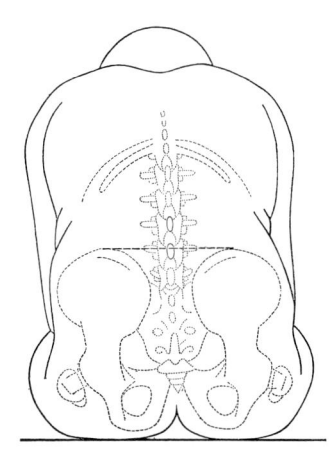

写真5　「腰髄麻酔」時の穿刺部位を示す。いわゆるヤコビー線であるが，この言葉は使われていない。

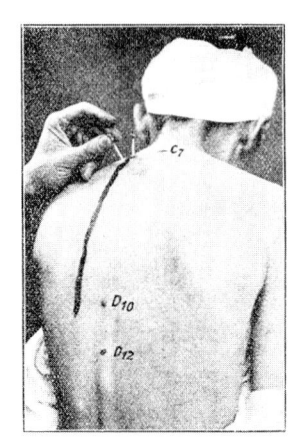

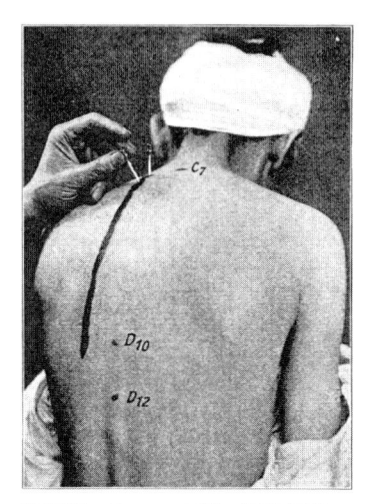

写真6　肋間神経のブロック　　写真7　Braun の著の同じ写真

　重症の合併症として呼吸障害を挙げ，その原因として横隔膜ないし胸郭筋の麻痺によるもので，麻酔薬の過量ないし骨盤高位に起因するとしていることは卓見である。硬膜外麻酔法については特別に付け加えることはない。各局所麻酔薬については，本邦における報告例に言及している。
　身体各部の手術に際してどのような局所麻酔法が適切か，具体的にどのように行うかを記述しており有用である。

　「各論」の身体各部位の手術時の麻酔法については，主としてドイツの文献から図を借用して説明している。図の大半は巻末に掲げられている「参考書目」5 の Heinrich Braun の "Die Local-anästhesie, ihre wissenschaftlichen Grundragen und praktische Anwendung. (JA Barth, Leipzig, 1913) から転載したものである。今著者の手元にこの版はないが，この版の英訳本[7]があるので比較可能である。例えば乳房切断術のための肋間神経の遮断方法を示したのは第 65 図（177 頁）（**写真6**）であるが，これは Braun の著の Fig. 122（289 頁）（**写真7**）に相当し，手背の骨間腔注射第 93 図（211 頁）（**写真8**）に対応するのは Fig. 179（360 頁）の図（**写真9**）である。

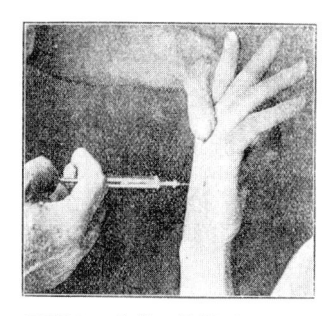

Ⅶ 三輪徳寛と日本で最初の本格的麻酔科学書

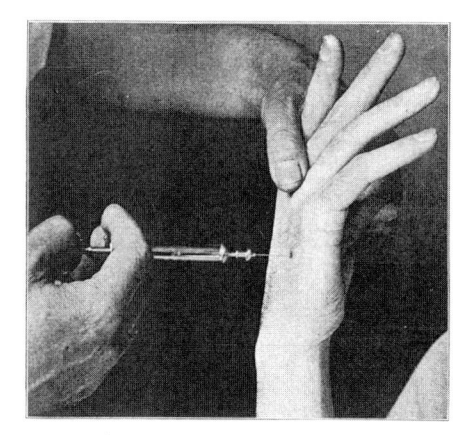

写真8 手背の骨間ブロック　　写真9 Braunの著の同じ写真

　「局所麻酔ノ補助法及局所麻酔溶液」においては局所麻酔の補助手段，クロールエチールによる局所の冷却，駆血，局所麻酔薬への副腎製剤（アドレナリン）の添加などの問題が検討されている。とくにアドレナリン添加については詳細に述べられており，その記述は10頁余に及んでいる。
　「局所麻酔法ノ種類及其方法」は表面麻酔，浸潤麻酔，伝達麻酔，（局所）静脈麻酔などを論じており，「局所麻酔用器具」においてはレコルドの注射器（ガラス製）を推奨しており，August Bierの開発した局所静脈麻酔にはジャーネの注射器が適しているとしている。「局所麻酔法ノ応用一般」の項ではホルツワルドの1913年4月～1914年6月までの1年2カ月に経験した1438例の手術例を紹介しており，それによれば手術部位は全身にわたっていたが，1367例は局所麻酔で，71例は全身麻酔で行われていた。三輪は本邦における症例や三輪自身の症例を追加している。上記を見ても，1438例の手術中実に1367例（95％）が局所麻酔で行われており，全身麻酔下に行われた手術はわずか5％にすぎなかったのである。日本外科医たちはこのようなドイツの外科学に傾倒していったが，この頃からイギリスやアメリカでは全身麻酔の研究が急速に発展していた。しかし日本の外科医たちはこの情報を無視し続けた。

　以上1916年（大正5）に「日本外科全書」第3巻第7冊として出版さ

れた三輪徳寛著「療法総論」中の「全身麻酔」と「局所麻酔」を紹介したが，この著はわが国最初の本格的麻酔科学書であると考えられる。その内容は麻酔科学全般に及んでいるが，当時のドイツの外科学の影響を強く受けて，局所麻酔法に記述の力点が置かれている。著者の三輪についても紙数を割くべきであるが，大冊の伝[8]があるのでそれに譲る。三輪は外科医としてしっかりした哲学[9)10]を持っていたことだけは付記しておきたい。

注　および　参考文献

1) 日本外科学会編．日本外科学会100年誌．日本外科学会雑誌2000；101(臨時増刊号)：28-33.
2) 日本外科学会雑誌．101巻の臨時増刊号．p.30によれば，第1回外科学会総会で発表された演題数は45題とされているが，第1回日本外科学会雑誌目次「演説」(p.2-3)の項には上記45題から欠落している次の2題がある。
大村定吉　先天性水脳歇爾尼亜ノ一例
中原貞衛　シュライヒ氏浸潤麻痺ニ就テ(附)水銀療法ト後療法ニ関スル所感
3) 文献1)の86-9.
4) 三輪徳寛の著の出版より2年前の1914年8月に「日本内科全書」(青山胤通撰，林　春雄，富士川　游，尼子四郎ほか編)第二巻の別録「治療的技術篇」が発行された。これだけで独立しており全部で80頁である。この篇の執筆者は渡辺房吉である。目次はないが，第一　麻酔法(p.1-27)，第二　防腐法及ビ無腐法(p.27-47)，第三　外科機械ノ使用法(p.47-60)，第四　創傷療法(p.60-78)，第五　注射法及ビ穿刺法(p.79-80)となっている。第一の「麻酔法」について項目を以下に示しておくが，頁数も少なく参考文献も示されておらず，これをもって「麻酔科学書」とはいい難い。
　　第一　麻酔法
　　　甲　局所麻酔法
　　　　(一)　冷却麻酔法
　　　　(二)　表層麻酔法
　　　　(三)　浸潤麻酔法
　　　　(四)　伝達麻酔法
　　　　　(イ)　コルニング・オーベルスト氏法
　　　　　(ロ)　ハツケンブルツフ氏法
　　　　　(ハ)　神経内注射法
　　　　(五)　静脈麻酔法

　　　　　脊髄麻酔法
　　　　　腰髄麻酔法
　　　　　腰髄麻酔法ノ準備
　　　　　腰髄麻酔ノ実施
　　　　　腰髄麻酔法ノ偶発症
　　　　　薦骨麻酔法
　　　乙　全身麻酔法
　　　　　［一］　患者ノ準備
　　　　　［二］　麻酔者ノ準備
　　　　　［三］　麻酔機械ノ準備
　　　　（一）クロロフォルム麻酔法
　　　　（二）エーテル麻酔法
　　　　（三）交替麻酔法
　　　　（四）混合竝ニ併用麻酔法
5) 松木明知.（続）麻酔科学の源流. 東京：真興交易医書出版部；2009. p.132-52.
6) Schulte am Esch J, Goerig M. Anaesthetic Equipment in the History of German Anaesthesia. Catalogue of the exhibition at the Museum für Kunst und Gewebe. Hamburg. Lübeck：Dräger Druck；1997. p.64-5.
7) Braun H（translated by Shields P）. Local Anaesthesia. Its scientific basis and practical use. Philadelphia：Lea & Febiger；1914.
8) 鈴木要吾編. 三輪徳寛（全）. 東京：三輪徳寛先生伝記編纂会；1938.
9) 文献8)のp.103-6.
10) 松木明知.「獅膽鷹目行以女手」のルーツ. 日本医事新報1999；3934：55-7.

VIII

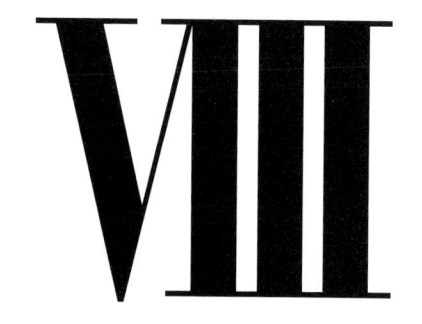

日本における最初の
エンフルラン麻酔の
臨床

著者の恩師尾山　力教授（1923 ～ 2008）は得意の英語を生かして多くの欧米の研究者と頻繁な交渉を持っていたため，諸外国で開催される学会に招待されて研究成果を発表した。尾山教授が発表するデータを作るために教室員の我々は大変苦労したが，今となっては懐かしい思い出となった[1]。

　尾山教授は 1971 年（昭和 46）6 月 21 日からスウェーデンのルントで開催された 10th Congress of Scandinavian Society of Anaesthesiologists のシンポジューム "Hazards of steroid in association with anaesthesia" にシンポジストとして参加し，その月末には大西洋を越えてカナダのモントリオールで開かれた Canadian Anaesthetists' Society の Annual Meeting に参加して "Anaesthesia and the Endocrine Glucocorticoids" をシンポジュームで発表した。その後シカゴへ移動した。ある製薬メーカーと交渉するためであった。

　当時アメリカでは compound 347 と称された吸入麻酔薬が開発され臨床試験も大分進んでいた。当時わが国では halothane（ハロタン）が吸入麻酔薬の中で主流を占めていた。halothane は世界的に臨床に応用されて十数年経ったものの，いわゆる halothane hepatitis の問題[2]があって，それに代わる吸入麻酔薬の開発が強く望まれていた。こうして生まれたのが compound 347 であった。この薬は後に Ēthrane（イースレン），一般名は enflurane（エンフルラン）と呼ばれるようになった。尾山教授はこのエンフルランの治験をアメリカの製薬メーカーから依頼されたのである。アメリカのさる有名な麻酔科の教授を介して依頼されたことは確かであるが，その教授の名前を失念した。当時教室では主として麻酔と手術侵襲の内分泌機能に及ぼす影響の研究をしていたから，エンフルラン麻酔の人内分泌機能に及ぼす影響の研究を依頼されたようである。尾山教授は 7 月 10 日頃にはアメリカから帰国したが，実はエンフルラン（確か 250 ml 入りのビンであったと記憶している）30 本ほどは 5 月末に教室に届いていたのであった。尾山教授は何事もできるだけ早く行うというのがモットーであった。研究の詳細は後で話し合うということで，現物を先に送ってもらったのであった。

　ちょうど著者は 6 月 1 日から関連病院（市立室蘭総合病院）に出張する予定であったが，出張前日に教授室に呼ばれ，「これは compound 347 という新しい吸入麻酔薬であるが，これから教室ではこの薬の研究を集中的

に行う。ついてはこの麻酔薬の"感触"をつかんで、その実際のやり方を皆に教えるように」と言われ、compound 347 の入ったビン1本を数枚の文献とともに手渡された。それまで halothane 麻酔は毎日行っていたものの、「compound 347 の麻酔は halothane 麻酔に似ている」と言われても、全く著者にとっては未知の薬である。「教授命令」であるから「はい、わかりました」と答えて翌日関連病院に出張した。当時 enflurane という名称は一般的ではなかったが、以下 enflurane の語を使用する。

　出張先への青函連絡船や汽車の中で、enflurane に関する数枚の添付文書を読んだが、その物理学的・化学的性状は halothane に近似していることは理解できた。enflurane は無色で、微芳香を有し、化学的にきわめて安定しているために保存剤の添加は不要である。ソーダライムと反応せず、金属を腐食させない。光にも安定であり、20 ℃における蒸気圧は 180 mmHg（halothane は 243 mmHg）であることも知った。

　したがって基本的には halothane 麻酔時と同様に静脈麻酔薬で導入し、それから亜酸化窒素 70%, 酸素 30% とともに enflurane を 0.5% から徐々に 0.75%, 1.0% へ吸入濃度を上げていき、最終的に 2.0 ～ 2.5% にすればよいことがわかった。この間もちろん血圧、脈拍、心電図、瞳孔の大きさなどに細心の注意を払わなければならない。

　enflurane は吸入麻酔薬である。沸点が 56.5 ℃であるから常温では液体である。したがって気化器が必要となる。ところが尾山教授には気化器は送られてこなかった。教授から命令を受けた時には enflurane 自体に関心が集中して気化器まで考えが及ばなかった。そうすれば既存の halothane の気化器フローテックを使う以外に方法はない。halothane と enflurane の物理学的・化学的性状が近似しているといっても、20 ℃における蒸気圧は halothane が 243 mmHg, enflurane が 180 mmHg であり、乱暴な推定を行えば、フローテックに enflurane を入れて用いると、ダイアル 1% のセットで 0.75% の enflurane が流れ出ることが予想された。これはあくまでも乱暴な「推定」である。これを根拠にして臨床を行うことを著者はためらった。そこで改めて文献を検索したところ 3 年前の 1968 年に Bottey ら[3]がフローテックを用いて enflurane の気化効率を研究していることを知った。それによれば enflurane は halothane とほぼ同じ効率で気化されるという（図）。つまりダイアルセット通りの濃度が得られることが分かった。

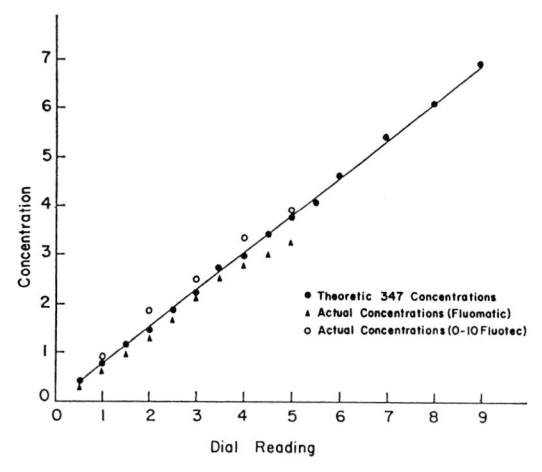

VIII 日本における最初のエンフルラン麻酔の臨床

図 フローテックによる enflurane の気化効率
(Botty C, Brown B, Stanley V, et al. Clinical experiences with compound 347, a halogenated anesthetic agent. Anesth Analg 1968 ; 47 : 499-505 より引用)

 ところが病院にはフローテックが2個しかなかった。毎日使用している。halothane 麻酔の後で，enflurane をフローテックに入れるわけにはいかない。halothane を使いきったと思っても気化器内部の布製の芯に halothane が残存しているからである。内部を十分洗浄してから使用しなければならない。著者はフローテックの供給元である武田製薬に連絡をとり，洗浄方法を教えてもらった。気化器を空にしてから $4 l\cdot min^{-1}$ の酸素を10時間流した後，蓋を外して麻酔用エーテルで丁寧に洗浄した。それを2日間乾燥してから使用した。このような準備に約2週間を要した。
 次は患者の選択と主治医の了解をとらなければならない。院長にも研究の主旨を話したが，十分気を付けて行うようにと言われた。偶然にも内科専門の院長は著者の同級生の父親であったため，著者をよく知っていたこともあって許可して戴いた。患者としては ASA 分類1～2で，年齢は20～60歳，1～2時間の手術を選択した。このような基準に適した患者がいた。45歳の女性で，ASA 1，術前の検査で軽度の貧血以外には異常は認められず，子宮筋腫の診断で経腟的子宮摘出術が予定された。主治医の医師にも研究の主旨を説明して了解を得た。そして院長からもこの主治医に話してもらった。患者とその家族（夫と妹）には著者が新しい麻酔薬を

使うこと，日本で最初の試みであること，著者の上司である尾山教授がアメリカから取り寄せた薬であること，現在毎日使用している halothane より安全と思われることを直接口頭で説明した。しかし承諾書はなく署名も取得しなかった。ただし手術承諾書は主治医に提出されていた。

患者は体重 69 kg，身長 162 cm。手術 2 時間前にジアゼパム 10 mg，アトロピン 0.5 mg を各筋注した。術直前の血圧は 120/56 mmHg，心拍数は 78 min^{-1} であった。麻酔の導入はプロパニジッド 400 mg，サクシニールコリン 40 mg を静注して行った。気管挿管時一過性の血圧上昇が見られたが，特別の問題もなく亜酸化窒素，酸素を各 3 l·min^{-1} とともに enflurane を 4〜5 呼吸ごとに 0.25 % から上げていった。同時に d-Tc を 6 mg 静注した。導入 10 分後までに enflurane 吸入濃度を 2% まで上げたが，血圧が 86 mmHg になったので，1.5% に下げた。心拍数にはほとんど変動がなかった。術中は enflurane を 1.5〜1.75% 吸入させ，手術終了 10 分前からは 1.0% にして手術終了時まで吸入させた。呼吸は用手調節呼吸を行って PaCO$_2$ が 35〜40 mmHg 程度になるようにした。手術時間は 1 時間 30 分であった。術中の血圧は 120〜100/70〜50 mmHg で推移し，心拍数も 70〜90 min^{-1} であった。心電図のモニターでも異常は見られなかった。d-Tc は 3 mg 追加静注したのみで，合計 9 mg 使用した。enflurane と亜酸化窒素の吸入を中止して 7 分後にバッキングがあって気管チューブを抜去したが，この時点で未だ呼名に反応せず，さらに 7 分後，つまり吸入麻酔薬の投与を中止して 15 分で，開眼，開口，頭部挙上は可能になり，手を握らせて引いても離さないほどに握力も回復した。手術終了時のガス分析では pH 7.39, PaO$_2$ 230 mmHg, PaCO$_2$ 36 mmHg, BE −3 mEq·l^{-1} であった。手術終了後 45 分で我慢できる程度の創部痛を訴えた。術後の経過も順調で，検査値もそれまでに行われた他症例と同様で特別な異常値は認められなかった。これが本邦で行われた最初の enflurane 麻酔で，1971 年（昭和 46）6 月 18 日のことであった。麻酔番号は 270（1971 年の 270 番目の意—著者）であった。

その後も症例を慎重に選択して 7 月末までに 6〜7 例を経験した。8 月に大学に戻って他の教室員に著者の enflurane 麻酔の経験を伝えた。そしてフローテック Mark II を enflurane 専用としてその気化効率をガスクロマトグラフィーで検証した。こうして大学病院では毎日 1〜2 例の enflurane 麻酔が行われた。著者が出張先の病院で経験した症例とは別に

著者が大学病院で行った15症例について血中副腎皮質ホルモンを測定した結果をその年の9月に青森市で開かれた第22回日本麻酔学会東北地方会で著者が発表した[4]。東北大学の岩月賢一教授（当時）からこの新しい麻酔法を施行するに際してどのような配慮を払ったかとの質問を受けたが，当時はいわゆるインフォームド・コンセントを得るということは全く行われておらず，すべて口頭で承諾を得ていたのでその旨を答えた。

著者は大学に戻ってからしばらくenflurane麻酔の臨床研究の責任者となっていたが，アメリカ・ミシガン大学へ留学することが決まったので，同期生に代わってもらった。この麻酔薬での臨床は1例のトラブルもなく順調に進み，アメリカから送られてきた30本のenfluraneを使い切った。大学では合計91例の麻酔が行われた。その結果は翌1972年（昭和47）4月に新潟で開催された第19回日本麻酔科学会で発表され[5]，後に論文として「麻酔」に掲載された[6]。研究の一部，とくに内分泌機能に及ぼす研究については欧米の雑誌にも論文として発表された[7,8]。その後さらに肝腎機能への影響，凝固-線溶系への影響についても研究し，各々学会で発表され論文となって掲載された[9〜13]。

その後しばらくして製薬会社が輸入して日本でも大規模なenfluraneの臨床試験が始まったが，その成果が日本麻酔学会（当時の名称）で発表されたのは1973年（昭和48）第20回における総会からではないかと思う[14]。

大分後になって尾山教授から直接聞いた話だが，enfluraneを日本で最初に行ったことに関して中央の教授たちから嫌味を言われたという。日本では何でも大都市，中央が一番先でないとだめらしい。彼らにとって東北地方で最北の人口20万人にも満たない市で，日本で「最初の麻酔」などとは考えられないのであろう。

このようにしてenfluraneは日本に導入されたが，その後しばらくして中枢神経系刺激作用のあることが問題となり[15]，加えて異性体であるiso-fluraneの登場によって1990年（平成2）頃までに徐々に臨床の場から消褪した。長い目で見ればenfluraneもshort lived inhaled anestheticの一つであったといえよう。

本章を草したのは何も著者が日本におけるenflurane麻酔の最初の実施者であることを誇るためではない。日本人でアメリカに留学した人は著者よりも3〜4年前にenflurane麻酔を行っていると思う。著者は日本麻酔

科学史の研究を行っているので，日本における麻酔科学関連事項を正確に記述し，後に遺そうと考えているだけである．このような意味で多くの「日本で最初の麻酔科学関連事項」があるはずである．関係者はその経験を正確な証拠とともに後世に遺す義務があると思う．麻酔科学史研究者としてこのことを強く訴えたいと思う．

注　および　参考文献

1) 尾山　力名誉教授は1989年に名誉教授となり，2008年1月7日逝去された．
2) Sykes K. Anaesthesia and the Practice of Medicine. Historical Perspectives. London : The Royal Society of Medicine Press ; 2007. p.221-8.
3) Botty C, Brown B, Stanley V, et al. Clinical experiences with compound 347, a halogenated anesthetic agent. Anesth Analg 1968 ; 47 : 499-505.
4) 松木明知，角田由美子，工藤　剛ほか．エスレン麻酔及び手術侵襲の副腎皮質機能に及ぼす影響．第22回日本麻酔学会東北地方会．1971年(昭和46)9月(青森)．麻酔1972；21：190．
5) 木村邦之，松木明知，佐藤根敏彦ほか．Ēthrane麻酔の臨床経験．第19回日本麻酔学会総会．1972年4月(新潟)．
6) 尾山　力，木村邦之，松木明知ほか．Ēthrane麻酔91例の臨床経験．麻酔1972；21：675-82．
7) Oyama T, Matsuki A, Kudo M. Effect of Ēthrane anaesthesia and surgical operation on adrenocortical function. Can Anaesth Soc J 1972 ; 19 : 394-8.
8) Oyama T, Matsuki A, Kudo M. Effect of enflurene(Ēthrane)anaesthesia and surgery on carbohydrate and fat metabolism. Anaeshtesia 1972 ; 27 : 179-84.
9) 木村邦之，高澤鞆子，佐藤一雄ほか．Ēthrane麻酔の肝腎機能に及ぼす影響．麻酔1972；21：875-80．
10) 滝口雅博，永山正剛，真木正博ほか．Ēthrane麻酔及び手術の血液凝固—線溶系に及ぼす影響．麻酔1972；21：1333-7．
11) 木村邦之，佐藤一雄，斉藤千恵子．新しい吸入麻酔剤．Ēthraneについて．第7回青森臨床麻酔談話会．1972年11月(弘前)．
12) 木村邦之，神　敏郎，佐藤根敏彦ほか．Ēthrane麻酔とその動脈血中濃度．麻酔1973；22：344-7．
13) 森　隆，石田亨一，石原弘規ほか．Ēthrane麻酔の血液凝固—線溶系に及ぼす影響．第26回日本麻酔学会東北地方会．1973年9月(福島)．

14) 第20回, 21回総会で発表された演題は次のとおりであった.
　　　第20回総会　1973年4月1日
　　藤田俊夫, 二岡祥子, 惧任　脩ほか. Enflurane(Ethrane®)に関する研究. 麻酔1973；22：1106-7.
　　酒井資之, 洪　仁任, 吉川　清ほか. Ethraneの呼出と排出及び尿中弗素イオン排出. 麻酔1973；22：1107-8.
　　　追加発言
　　石井修夫, 梅田和夫. Ethraneの基礎的研究―Ethrane 麻酔における心拍出量の検討―. 麻酔1973；22：1108.
　　　第21回総会　1974年4月21日
　　久保田宗宏, 紺野繁雄, 高野光子ほか. エスレン麻酔の循環動態について. 麻酔1974；23：1028-9.
　　剣物　修, 下里梓郎, 橋本保彦. Enfluraneの心不全心筋の収縮性に及ぼす効果. 麻酔1974；23：1029-30.
15) Collins VJ. Principles of Anesthesiology. 2nd ed. Philadelphia : Lea & Febiger ; 1976. p.1514-22.

IX

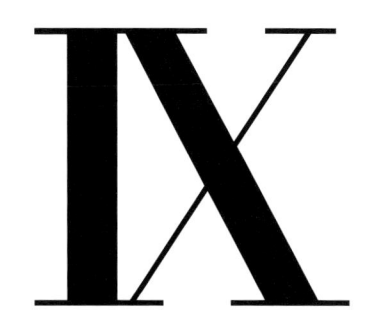

エーテルおよびクロロホルム麻酔の興奮期の機序を解明した前田正隆

―前田正隆の研究とその後の展開―

IX エーテルおよびクロロホルム麻酔の興奮期の機序を解明した前田正隆

　著者が1年間のインターン実習を終えて弘前大学医学部麻酔科学教室（大学院）に入ったのは1966年（昭和41）4月であった．当時医学部附属病院では中央手術部が開設されておらず，眼科，耳鼻咽喉科，歯科などの手術はそれぞれの科の外来で行われていた．手術のある度に「手術場」の麻酔器を各科外来まで運搬しなければならなかった．当時の外来棟はまだ市立病院時代のままの木造で，バリアーフリーどころか，バリアーだらけの廊下を通って麻酔器を運ぶ必要があった．もちろんパイピングシステムではないので予備の酸素ボンベも運んだ．耳鼻科の外来が手術場から離れてしかも段差がある場所にあったので，同期生たちは皆耳鼻科外来での手術を嫌がり，著者に「松木は力が強いから，耳鼻科向きだ」と言って，いつの間にか著者がほとんどすべての耳鼻科手術の「麻酔」を担当するようになった．そして間もなく彼らから「耳鼻科課長」という名前をもらった．

　ある日，気管切開をされている患者の麻酔を担当した．静脈の確保が困難であった（当時は現在のようなテフロン針などはなく，金属針を用いていた）ので，気管切開口からエーテルを吸入させて導入を行い，末梢静脈が拡張したところで血管を確保した．麻酔と手術は円滑に完了した．エーテルによる緩徐導入を行うと患者によく興奮期が見られるが，気管切開口から導入を行ったこの患者は興奮期が全く見られなかった．そこで著者は気管切開口から導入すれば「興奮期」がなく，経鼻的に吸入させて導入すれば「興奮期」が認められるのではないかと考えた．それから1年ほどの間に気管切開口からの導入を10例経験したが，8例は興奮がなく2例は軽度の興奮であった．外科，婦人科，整形外科手術の麻酔でもしばしばエーテルによる緩徐導入法を行っていたが，その80〜90％に興奮が見られた．このことからエーテル麻酔の導入時に見られる興奮に「鼻腔や咽頭」が関与しているのではないかと考え，恩師尾山教授に質問したが分からないとの返事であった．その後日本麻酔（科）学会総会や同東北地方会で顔を会わせた他大学の先生たちに尋ねたが，誰も吸入部位の違いによる興奮期出現の頻度の差を知っている人はいなかった．一人だけ「自分の経験からもそのような気がする」と言った先生がいたが，その理由は知らないという．他大学の教授方にも機会あるごとに尋ねたがどなたもご存知なかった．当時日常の臨床で繁用していた欧米の麻酔科学教科書にも興奮期と鼻腔に関しての記述は見られなかった[1〜7]．その後弘前大学医学部附属病院も中央

手術部制をとり，各科の外来に出かけて「麻酔」を行うことは解消され，著者も「耳鼻科課長」を返上した。しかし心の中では「吸入部位の違いによる興奮期発現の頻度の差は，エーテルが鼻腔，咽頭粘膜を刺激するためであり，そこに分布する三叉神経・嗅神経が刺激されるためではないか」と考えた。小さいことではあるが，一つの発見ではないかと密かに喜んだ。このメカニズムを解明しようと考え研究の機会を窺っていた。しかし大学院学生としての研究テーマは尾山教授から「全身麻酔，局所麻酔と甲状腺機能」[8]というテーマをもらっていたので，上記の疑問を解決するための研究を後回しにせざるをえなかった。

　著者は1966年（昭和41）頃から日本麻酔科学史の研究を開始して，その基礎作業として明治初年以来日本で発行された医学雑誌の中から麻酔科学関連の論文を抄出することを始めていた[9]。それから約10年経った1977年（昭和52）の暮，著者にとっては衝撃的な論文を見つけた。日本にエーテル麻酔，クロロホルム麻酔導入時の興奮のメカニズムを実験的に解明した耳鼻科医がいたのである。この論文を読んで著者は自分よりも44年も前にこの現象に気付いて研究をした人物がおり，自分がこの現象の「発見者」でないことが分かって内心ではがっかりしたものの，学問の世界においても"Nothing new under the sun"であることを改めて知った。恐らく他の麻酔科医がこの現象に気付けば「新発見」として研究発表し，自分がパイオニアであると思うだろう。半世紀も前の，全く異なる領域の医学論文など検索の仕様がないからである。しかし著者は麻酔科学史研究者として明治初年以来の日本の医学雑誌を渉猟して麻酔科学関連の論文を抄出していたから，この論文を「知らなかった」と無視することはできない。

　医学史研究者の使命の一つは，埋もれた先行研究を発掘して，それを医学の歴史の中で正しく評価することである[10]。埋もれた先人の業績を発掘し顕彰することは重要であるという碩学宮崎市定の言葉[11]に従って本章を記すものである。

1 前田正隆のエーテル麻酔興奮期発現の機序に関する論文

前田正隆(**写真1**)の論文は「大日本耳鼻咽喉科会会報」の第41巻p.80-108, 1935年(昭和10)に発表された。これは前田の学位論文の一部となった。論文題名は次のとおりである(**写真2**)。

「エーテル」瓦斯吸入全身麻酔ニ際シテ発現スル興奮期ノ本態ト鼻腔機能トノ関係ニ関スル実験的研究
The experimental researches on the origin of the excitation during the ether narcosis
大日本耳鼻咽喉科会会報 1935(昭和10):41巻:80-108頁[12]

前田の所属は「大阪帝国大学医学部耳鼻咽喉科教室　大学院学生　医学士」で指導教授は山川強四郎教授であった。以下の記述の理解に有用と思うので目次を掲げておく。

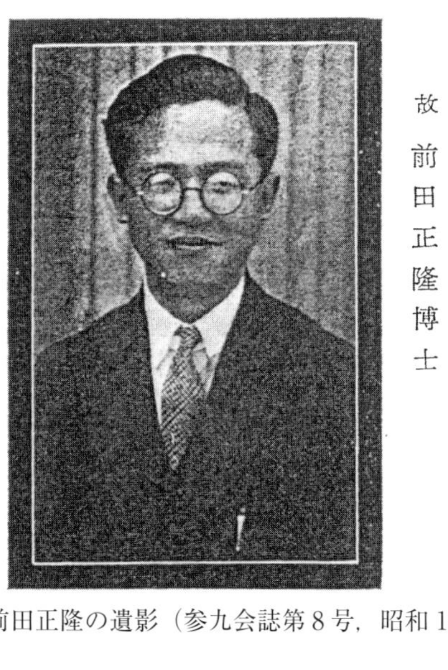

写真1　前田正隆の遺影(参九会誌第8号, 昭和15年より)

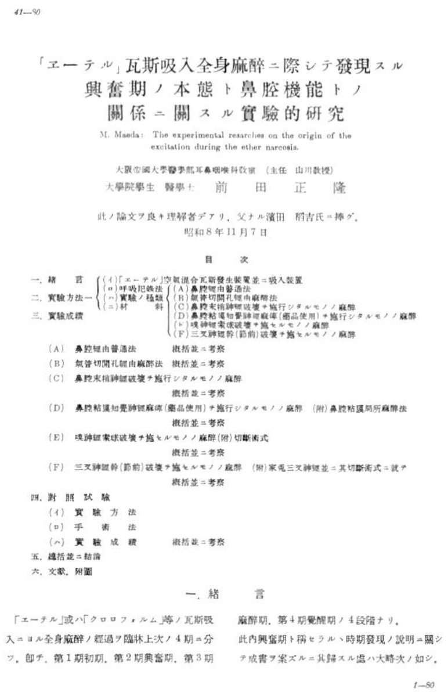

写真2　前田の論文の第1頁

一　緒言
二　実験方法
　（イ）「エーテル」空気混合瓦斯発生装置並ニ吸入装置
　（ロ）　呼吸記録法
　（ハ）　実験ノ種類
　　（A）鼻腔経由普通法
　　（B）気管切開孔経由麻酔法
　　（C）鼻腔末梢神経破壊ヲ施行シタルモノノ麻酔
　　（D）鼻腔粘膜知覚神経麻痺（薬品使用）ヲ施行シタルモノノ麻酔
　　（E）嗅神経索球破壊ヲ施セルモノノ麻酔
　　（F）三叉神経幹（節前）破壊ヲ施セルモノノ麻酔
　（ニ）　材料
三　実験成績
　　（A）鼻腔経由普通法　　　概括並ニ考察
　　（B）気管切開孔経由麻酔法　　　概括並ニ考察

（C）鼻腔末梢神経破壊ヲ施行シタルモノノ麻酔（両側後甲介の上部を切除し，嗅部に相当する鼻中隔粘膜を掻破して9日目に実験—松木注）　概括並ニ考察
　（D）鼻腔粘膜知覚神経麻痺（薬品使用）ヲ施行シタルモノノ麻酔
　　（附）鼻腔粘膜局所麻酔法　　概括並ニ考察
　（E）嗅神経索球破壊ヲ施セルモノノ麻酔　　概括並ニ考察
　（F）三叉神経幹（節前）破壊ヲ施セルモノノ麻酔（切断後1週間後に実験—松木注）
　　（附）家兎三叉神経並ニ其切断術式ニ就テ　　概括並ニ考察
　四　対照試験
　（イ）　実験方法
　（ロ）　手術法
　（ハ）　実験成績　　概括並ニ考察
　五　総括並ニ結論
　六　文献，附図

　前田は緒言において，エーテルやクロロホルム麻酔の経過は臨床的に第1期　初期，第2期　興奮期，第3期　麻酔期，第4期　覚醒期であるが，第2期の興奮期発現に関して，成書には中枢神経系の興奮に近似しているが，大脳機能の一部が欠如するためによる失調に基づくと記述されているという。しかし耳鼻科医はしばしば気管切開口から吸入麻酔を行うが，この時興奮期は全く見られない。文献的にも挿管麻酔法，吹入麻酔法，直腸麻酔法，静脈麻酔法，筋肉内麻酔法，腹腔内麻酔法が興奮期を避けるため試みられてきたことを考えると，これらの方法では麻酔薬は気管より上部を通過しない。山川教授はこのことから「興奮期ノ発現ニハ上気道ガ関係ヲ有スルニアラズヤ」との疑問を提起して，その解明を前田に命じたという。
　前田の用いた麻酔薬吸入装置は図に示した。左側（C）の吸気側，呼気側には各々弁が付いて逆流しないようになっている。吸入麻酔薬の濃度は測定していない。興奮期の有無とその程度は呼吸運動の変化(動揺，不整)で評価し，そのためにプノイモグラフを装着して，これをオマリーのtambour（運動の描記装置）に連結して煤煙紙に6秒ごとに描記させた。実験対象には体重2.5 kg前後の家兎を用いた。

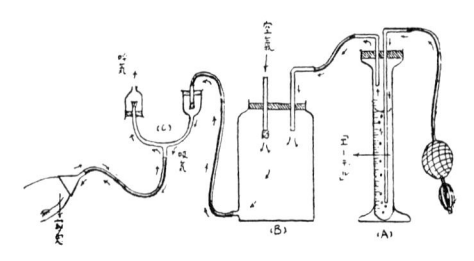

(A)「エーテル」蒸發用「メスチリンデル」二連球ヲ附ス。
(B)「エーテル」瓦斯及ビ空氣混合室。
(C)吸入瓦斯及ビ呼氣分離ノ装置ヲ有スルY字型硝子管。
之ニ硝子製吸入用「マスク」ヲ附ス。

図　前田の用いた吸入麻酔装置

結果は次のとおりであった。
　(A)　鼻腔経由普通法：吸入開始後1.5～2分は無呼吸状態で，その後エーテル吸入を拒絶する防御運動が見られ，それが一旦消失してから呼吸曲線の動揺（不整），つまり前田が「興奮」と見做す体動が見られるという（**写真3**）。
　(B)　気管切開孔経由麻酔法：呼吸停止，防御運動，そして呼吸曲線の動揺も見られず，3～10分で角膜刺激にも反応しない深麻酔に達した（**写真4**）。
　(C)　鼻腔末梢神経破壊ヲ施行シタルモノノ麻酔：呼吸の不整が見られた。つまり興奮期があった。
　(D)　鼻腔粘膜知覚神経麻痺（薬品使用）ヲ施行シタルモノノ麻酔：嗅部の手術的切除の有無にかかわらず，コカインで三叉神経領域粘膜を麻酔した場合，呼吸運動の不整は見られなかった。手術的に鼻腔内三叉神経を破壊した時も呼吸運動の不整は見られなかった。
　(E)　嗅神経索球破壊ヲ施セルモノノ麻酔：興奮期と思われる呼吸の不整が認められた。
　(F)　三叉神経幹（節前）破壊ヲ施セルモノノ麻酔：興奮期と思われる呼吸の不整は認められなかった。なお三叉神経切断の適否を検討するため組織学的検討も行っている。
　また対照試験で，前田は2カ所の気管切開を行い，下位の切開口からは

附圖 第2圖 (A) 鼻腔經由普通法

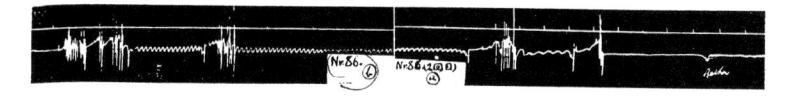

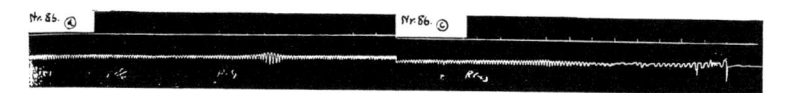

写真3 経鼻腔でエーテルを吸入させた時の呼吸曲線(右から左へ進む)
a:エーテル吸入開始後一過性の呼吸停止後,呼吸運動は乱れる。
b:興奮期で呼吸が乱れていることを示す。
c:耳を鉗子でつまむと反応して呼吸運動は少し乱れる。
d:角膜反射(-)の状態で呼吸は小さく,整である。

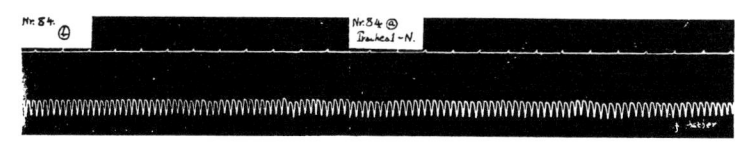

附圖 第3圖 (B) 氣管切開孔經由麻醉法

写真4 経気管切開孔麻酔時の呼吸運動(右から左へ進む)
右端のエーテル吸入後,呼吸運動はなく不変であることが分かる。

清浄な空気で呼吸させ,上位の切開口からはゴム管を鼻腔まで入れて,鼻腔から送入したガスが鼻腔以外の口腔,咽頭,喉頭を刺激しないようにして実験を行ったが,その結果はエーテルを吸入させると呼吸の不整つまり興奮期が認められた。

以上の結果から前田は「是レニ依テ興奮期ノ曲線ハ鼻腔ノ三叉神経ノ末梢ノ刺激ニヨリ起ルモノニシテ,シカモ末梢性ナルコトヲ確証スルヲ得タリ。此曲線ノ相似ニヨッテ更ニ吾人ハ,興奮期ハ麻酔薬ニ対シテ鼻腔機能ノ活動ガ示ス処ノ生体ノ防御運動ニ外ナラズト考フルヲ得タリ。」(句読点一部追加—松木)と結論した。

前田はこの結果を1933年(昭和8)11月[13],1934年(昭和9)2月に開催された大日本耳鼻咽喉科会大阪地方会[14]で詳細に報告し,さらに

1934年（昭和9）東京で開かれた大日本耳鼻咽喉科会第38回総会で纏めて発表した[15]。しかし前田の研究はこれで終らなかった。クロロホルム麻酔についてもエーテル麻酔と全く同様な実験を行ったのである。その結果は次のとおりであった。一部の句読点は松木による。

1) 興奮期発現ヲ由来スル根源ハ中枢機能ニヨルモノニアラズシテ，其発現ノ機能上ノ性質ハ末梢性ト考フルヲ以テ至当トナスモノナリ。
2) 本現象発現ノ根源ヲナスモノ、本態ハ鼻腔ニシテ，就中其三叉神経末梢ノ機能ガ主タルベシト言フヲ得ルト共ニ，本現象其モノハ鼻腔固有ノ防御運動ナリト考フルコトヲ得タルモノナリ。
3) 「クロロフォルム」麻酔時ノ此如キ興奮期ニ関セル実験的知見ハ，「エーテル」ニヨル研究ノ知見ト全ク相等シカリキ。

　前田はこのような結果を得て1934年（昭和9）10月に開催された大日本耳鼻咽喉科会大阪地方会（第10回）[16]，同年12月九州大学で開催された九州地方会第139回集会で発表した[17]。そしてこのクロロホルム麻酔下に行った実験の結果を纏めて新潟で開催された大日本耳鼻咽喉科会第39回総会で発表した[18]。その詳細は前報[10]と同じく大日本耳鼻咽喉科会会報に発表された[19]。

　前田は第39回総会で石川旭丸から質問[15]された自律神経系との関係を解明するためさらに研究を進め，自律神経の影響について検討した。副交感神経興奮薬1％ピロカルピン溶液0.5～2.0 mlを皮下注射した家兎，また頚部交感神経切除あるいは迷走神経切除を行った家兎を対象にクロロホルム麻酔を行って反応を調べた。その結果，いわゆる興奮期は全例に認められ，ピロカルピンの投与量の差による興奮期発現頻度に違いはなく，いずれの家兎でも対照例と差異は認められなかった[20]。さらにアドレナリン，ニコチンなどの影響も検討したが，有意の影響を与えなかった[21]。前田[22]はエーテル麻酔，クロロホルム麻酔で行った研究を纏めて学位論文として大阪大学に提出して，1936年（昭和11）3月20日に学位が授与された。

2 前田正隆の研究を引き継いだ野口正幸

　前田は学位を取得したので大学を辞して地方の病院に赴任したが，この研究を続けたのは同教室の専攻生となった野口正幸であった。野口は京城医学専門学校出身で，大阪大学医学部耳鼻咽喉科学教室の専攻生となって初めは前田の研究を手伝った。前述した前田のアドレナリン，ニコチンなどの影響を見た研究[21]では野口も共著者に名を連ねている。後に野口は1938年（昭和13）6月に「耳真珠腫の実験的研究」で学位を取得することになる。

　さて野口は前田と同様の実験を行ったが，対象動物として犬を選択した。これは「家兎ハ従順ニシテ興奮期ヲ見ル事少ナキニ非ズヤ」との疑問に答えるためであった。加えて気管切開後の管理が難しい家兎では，気管切開孔経由麻酔が正確に行われているか否かについても疑念が生まれる可能性があり，これを払拭するために比較的大きな犬（5〜12 kg）を使用したという。気管切開3日後に実験をすると最も安定した結果が得られた。鼻腔経由のクロロホルム麻酔では全例興奮期が見られたが，気管切開孔経由の麻酔ではそれが認められなかった。アンモニアガスを経鼻腔で吸入させると，クロロホルムを吸入させた場合と同様の「防御運動」が見られ，吸入を中止すれば「防御運動」も止んだ。予めモルヒネ1.8 ml（18 mgか―松木注）を筋注して30分して経鼻腔麻酔を行うと，いわゆる「防御運動」，つまり「興奮」が見られるものの，その程度はきわめて軽度であった。そして野口は結論の中で「気管切開孔経由麻酔ニ於テハ，所謂興奮期ト看做ス可キ呼吸運動ノ変調ハ全ク認メラレズ。静カニ麻酔期ニ到達シ，家兎ニ於ケル成績ト一致ス。而シテ一ノ例外ナク全例ニ興奮期ヲ見ザリキ。」と述べている。野口はこの結果を1936年（昭和11）2月に開かれた大日本耳鼻咽喉科会大阪地方会第14回例会で発表し，論文として纏められて大日本耳鼻咽喉科会会報に掲載された[23]。

3 その頃の鼻腔機能の研究

　前田や野口は耳鼻科医としての立場から，麻酔薬の吸入と鼻腔機能の関

係を追究したのであったが，その頃吸入麻酔薬や刺激臭薬物の腸管運動に及ぼす作用が注目を集めていた。ところが家兎などで実験するために通常のごとく，つまり経鼻的に「麻酔」を行うと家兎が暴れて腸管運動の記録が不可能になった。例えば京都府立医科大学外科の伊庭[24]は次のように記している。

> 余ハ先ヅ本実験ニ於テ最モ普遍的ナル経鼻腔吸入麻酔法ヲ実施センガ為,家兎頬部ニ密着スル如ク製セラレタル硝子製ますく（第2図参照）（これは省略する—著者松木）ヨリ麻酔薬空気混合気体ヲ徐々ニ吸入セシメタルニ，動物ハ凶暴性トナリテ本胃運動体内描画法ニ於テハ運動曲線描画不能ニ陥レリ。然シテ前記挿管並ニ吹入麻酔法ノ理ヨリシテ，気管切開ヲ行ヒ切開口ニ挿入セル硝子管ヨリ麻酔薬ヲ吸入セシムル時ハ殆ド初期反射性防御作用ナク，動物ハ極メテ安静ニ麻酔ニ入ルヲ経験セシヨリ，本描画法ニヨル曲線描画ハ極メテ容易トナリ，麻酔初期ヨリ覚醒ニ至ル迄胃運動変化ノ全経過ヲ完全ニ観察描画セシムルヲ得タリ。（句読点一部追加—松木）

つまり吸入麻酔薬を経鼻的に吸入させると，いわゆる「興奮」である防御反応が出現するが，一方気管切開口から吸入させた場合にはこのような反応が認められないというのである。そして敢えて経鼻的に吸入させて興奮期の腸管運動も記録している。伊庭は全身麻酔後の腸管麻痺の問題に関連してこの研究を行ったのであったが，伊庭の専門は外科であり，専門分野が異なるため耳鼻咽喉科の前田の論文[12)19)]を引用していない。岡山医科大学薬理学の加藤[25]は家兎，犬を対象にエーテル，クロロホルムなどの刺激性ガスの腸管運動，血圧，呼吸に及ぼす影響を研究したが，2カ所の気管切開を行ってこれらの刺激性ガスが鼻粘膜だけに作用するようにした。エーテル，クロロホルムなどの刺激性ガスの鼻腔刺激によって呼吸は直ちに抑制されるとした。迷走神経切断によってもこれは影響を受けないことなどから，「即チ鼻粘膜ニ加ヘラレタル刺激ハ，多クハ三叉神経ニヨリテ感受セラレテ諸種ノ反射作用ヲ誘発スルニ非ザルヤト推察サル。」と述べている。「推察」しているが，「三叉神経」の関与を積極的に証明していない。この点で前田の論文[12)19)]に言及していないし，もちろんこれらの論文を引用していない。同じく岡山医科大学の田村[26]は加藤の後を受けて同様

IX　エーテルおよびクロロホルム麻酔の興奮期の機序を解明した前田正隆　153

な研究を行った。実験方法の詳細は省略するが，その結論は「Äther 又は Chloroform により鼻粘膜を刺激する時は，直に腸管の抑制現象現はれ，且此の抑制現象は鼻粘膜の刺激が脳幹に於ける中枢並に内臓神経を通過する交感神経を介して伝達せらるゝ反射現象なりといふ加藤の説を確証したるが」とし，「Äther 又は Chloroform を経気管法により吸入せしむる場合は，その吸入初期に於て胃及び腸管は常にその緊張の上昇，運動の亢進を来す。即ち鼻粘膜より吸入せしむる場合と反対の影響をみる。且此の現象は両薬物に於て同様なり。」。ここでは全身麻酔の導入時における興奮期の有無，その程度という視点では研究していないが，とにかく吸入麻酔薬の経鼻腔的投与法と経気管切開口投与では呼吸，腸管運動に与える影響が大きく異なることを明らかにした点では注目すべきである。この頃の文献を博捜すれば同様な研究を他にも見出すことは容易であろう。

　刺激臭のある物質の経鼻的吸入と経気管切開口吸入の血圧，呼吸など生理機能に及ぼす影響については，日本においても上記の諸研究よりも早くから研究されている。例えば東京大学の山田[27]は家兎を対象に，ホルマリン，クレオソート，アセトン，アニリン，ベンジン，エーテル，クロロホルム，アンモニアなどを経鼻的，経気管切開口的に吸入させて，血圧，呼吸運動に与える影響を研究した。主として血圧を観察指標としたため，両投与法に著明な差は見られないが，著者は観察された血圧の変動は三叉神経，嗅神経が関係していると示唆している。しかし麻酔時の興奮期との関連については全く言及がない。

　以上述べたような諸文献を読んだ著者は，臨床において吸入麻酔の緩徐導入時に見られる「興奮」は吸入麻酔薬が鼻腔を通過する際，主として三叉神経を刺激する結果ではないかと考えた。そこで改めて興奮期に関する本邦の文献[28〜34]について調べてみたが，興奮期における興奮発生の原因についての言及は全く見られず，当然三叉神経の関与を示唆する記述もなかった。欧米の教科書[35,36]を見ても同様であった。

　1990年代には千葉大学の西野ら[37〜40]が吸入麻酔薬による鼻腔を含めた気道刺激の呼吸パラメータに及ぼす影響を検討したが，彼らは呼吸パターンや反射の有無に注目して，興奮期との関連や呼吸パターン変化の原因についての考察をしなかったし，三叉神経の関与については一言も言及されていない。

4 著者（松木）らによる研究

　著者は本章の冒頭で述べた大学院入学時代の疑問を解決するため，まず簡単な臨床的実験を 1993 年（平成 5）2 〜 5 月に行った。つまり麻酔導入前にネブライザーで鼻腔，咽頭にリドカインを噴霧し，その後吸入麻酔薬による導入を行って興奮の有無を観察した。リドカインのネブライゼーションを行わないものを対照群とした。臨床研究であるため当時臨床で用いていたイソフルランを用いた。イソフルラン自体はいわゆる刺激臭が少なく，この種の研究に「不向き」であることを承知していたが，研究のため敢えてより刺激臭の強い麻酔薬を用いるのは倫理的にも許されないと考えた。ASA 1 〜 2 の定時手術患者で，肥満（標準体重 ± 10%以上），鼻閉のない者 40 人を対象とした。年齢は 6 〜 40 歳の男女とした。6 〜 13 歳を小児とした。リドカイン群と対象群の割付は第三者が準備した成人 20 人，小児 20 人に分けた封筒を麻酔科における術前回診時に開封して行い，研究の趣旨を本人，患者が小児の場合は保護者に説明し承諾書を得た。

　麻酔前投薬として手術開始 2 時間前に小児ではジアゼパム 0.3 mg・kg^{-1}（経口，上限 10 mg），14 歳以上はジアゼパム 10 mg，ロキサチジン 75 mg（経口）を与えた。リドカインの投与は小児では 4%リドカイン 1.5 ml（60 mg），成人では 2.0 ml（80 mg）をインセンテイブ®ネブライザーを用いて 10 分間で鼻腔から吸入させた。麻酔の導入は 30% 酸素 +70% 亜酸化窒素を自発呼吸下に 3 分間吸入させてから，イソフルランを 0.25% から開始して血圧が導入前の 80%以下にならないように緩徐に 0.5%，0.75%，1.0%，1.25%と吸入濃度を上げた。導入には 5 〜 9 分を要した。患者が意識を失ってから静脈を確保した。臨床的に十分な麻酔深度に達していると判断されてからサクシニールコリンを静注して気管挿管を終えた。イソフルラン吸入開始からサクシニールコリン静注までの間に，四肢の屈曲，回内，回外，回旋，頭部の運動があるが抑制の必要がないもの，これらの運動があって抑制の必要のあるものを興奮（+）とし，全く体動のないもの，手指のみ，または四肢の運動があってもきわめて軽微のものは興奮（−）とした。リドカイン群の 10 人についてはリドカイン吸入終了後 0，3，6，10 分後に動脈血を採取して血中リドカイン濃度をガスクロマトグラフィーで測定した。

その結果は次のとおりであった。観察可能であったのは対照群 16 人，リドカイン群 20 人であった。対照群の成人 9 人の中で興奮（+）が 5 人，（−）が 4 人，リドカイン群の成人 10 人では興奮（+）が 0 人，（−）が 10 人であった。小児の対照群 7 人では興奮（+）が 5 人，（−）が 2 人で，リドカイン群 10 人では興奮（+）が 2 人，（−）が 8 人であった。リドカイン群では鼻腔，上咽頭までピンプリックによる感覚はなかった。動脈血中リドカイン濃度はすべてのサンプルで $0.1 \sim 0.2\ \mu g \cdot ml^{-1}$ であった。この血中濃度はきわめて低く，全身的作用を及ぼすものではないことは明らかである。興奮の頻度について成人では両軍の間に有意の差が認められたが，小児では有意の差はなかった。小児では不十分なネブライゼーションが興奮の頻度が高かった一因と思われた。ネブライゼーションを嫌う小児がいたからであった。

　いずれにせよ，刺激臭の少ないイソフルランを用いても興奮期は成人，小児にも見られ，成人において鼻腔粘膜，上咽頭粘膜の麻酔を行えば，イソフルラン吸入による麻酔導入時の興奮を抑制できることが示唆された。残念なことにこの研究を担当していた研究員が体調を崩してこの続きの研究は中断してしまったが，研究の一部は著者が国際学会[41)42)]で発表した。

　著者らの研究発表の後で，イギリスの Dashfield ら[43)]はプロポフォールで導入後，エンフルラン麻酔を行って気道刺激の有無をラリンジアルマスクを用いた吸入とフェイスマスクを用いた吸入の 2 群に分けて研究したが，咳，息ごらえ，喉頭痙攣，気管痙攣，興奮を指標として比較したが有意の差はなかったという。プロポフォールによってエンフルランの影響がマスクされているので，両群に有意の差が出ないのは当然である。静脈麻酔を行うと，興奮期が見られないのは以前から証明されていた。

5　「興奮期」に鼻腔が関係していることを最初に指摘したのは誰か

　1846 年 10 月 Morton によるエーテル麻酔の公開実験がボストンのマサチューセッツ総合病院で成功してから，それは全世界に急速に普及した[44)45)]。そして早くも 4 カ月も経たない内にイギリスの Plomley[46)]がエーテル麻酔の経過ないし深さについて言及した。彼は自身でエーテルを吸入

してその経過を stages, degrees という言葉を使って次のように表現した。世界で最初の麻酔深度の分類・考察とされている。

> The first is a merely pleasurable feeing of half intoxication ; the second is one of the extreme pleasure, being similar to the sensations produced by breathing nitrous oxide, or laughing gas ; there exists in this stage a perfect consciousness of everything said or done, but generally an incapability of motion ; ......
> The third stage, the only one, I think, for performing operations in, is one of profound intoxication and insensibility.

この半年後に Snow は世界で最初の麻酔科学の教科書を出版した[47]。この著書の冒頭において Snow は詳細な臨症例の観察や動物実験からエーテル麻酔の経過を次の5期（stages or degrees）に分類している。

> The first degree : a person may experience, whilst he still retains a correct consciousness of where he is, and what is occurring around him, and a capacity to direct his voluntary movements.
> The second degree : mental functions may be exercised, and voluntary actions performed , but in a disordered manner.
> The third degree : there is no evidence of any mental function being exercised, and consequently no voluntary motions occur ; but muscular contractions, in addition to those concerned in respiration, may sometimes take place as the effect of the ether, or of external impressions.
> The forth degree : no movements are seen except those of respiration, and they are incapable of being influenced by external impressions.
> The fifth degree : (not witnessed in the human being), the respiratory movements are more or less paralysed , and become difficult, feeble, or irregular.

"The first degree" は現在の第1期, "The second degree" は第2期, "The

IX エーテルおよびクロロホルム麻酔の興奮期の機序を解明した前田正隆　*157*

third degree" と "The forth degree" は第3期，"The fifth degree" は第4期に相当すると考えればよい。そして Snow は第2期において "excitement" が見られるとして次のように記している[48]。

> I understand that the ether has often been left off, and given up as a failure, on account of the excitement produced by it, under an impression that it was producing an opposite effect to its usual one, and acting as a stimulant instead of a sedative.

　Snow はエーテル麻酔の経過を臨床的に綿密に観察して，導入開始して間もなく不随意運動が見られることに気が付いたが，それはエーテルが鼻腔粘膜を刺激するために生ずるとまでは考え及ばなかった。このことを考慮すれば，興奮期が鼻腔機能と関係するとのコンセプトが西欧で提唱されたのは1847年以降のことになる。
　1851年に発行されたアメリカの Flagg の著書[49]では興奮期のことがほとんど記述されていない。1883年に出版されたイギリスの Buxton の著書[50]では臨床におけるエーテル，クロロホルム吸入時の「興奮」のことが詳細に述べられているが，その原因や対策についての記述はない。クロロホルム麻酔では経過を5期（stage, degree）に分類しているが，これはもちろん Snow の分類[47]に従ったものであろう。1888年にイギリスの Hewitt は有名な著書の第1版[51]を出版した。彼はその中で麻酔深度を現今我々が用いている4期に分けて，第2期の興奮期についてもその症状など詳細に記しているが，その原因などについては何も言及していない。この著はその後も版を重ねて，改訂増補された第5版[52]が Hewitt の死後の1922年に出版された。この中で「麻酔」の生理学については AJ Clark 教授が分担執筆している。Clark は麻酔を4期に分類して，いわゆる興奮期を浅麻酔期（stage of light anaesthesia）に分類している。そして興奮の原因は一部には麻酔薬が脳を刺激するためであるとも言われているが，一般的にはより高度の中枢神経系が抑制されるから下位の中枢がフリーランするという説が通用していると述べている。原文[53]を示そう。

> It has been long debated whether this excitement is due to the anaesthetic stimulating some portion of the brain. The generally ac-

cepted opinion is, however, that the excitement is due to paralysis of higher inhibitory centers, and that the effects observed are merely exaggerated reflex responses to stimuli. In this stage the muscular reflexes are still present, and any painful stimulus evokes an exaggerated reflex response. The signs in this stage entirely depend on the degree of excitement.

つまり 1922 年頃には興奮期は吸入された麻酔薬によって上位の中枢神経系が抑制されるため，それより下位の神経系が勝手に行動することに原因するという説が一般的であったことが理解される。したがってこの時期には未だ興奮期の原因を鼻腔機能，さらには三叉神経に求める考えがなかったと思われる。このことは上記した Hewitt の第 5 版と同じ年に出版されたイギリスの Blomfield の著書[54]にも興奮期の記述はあるものの，その原因などについては全く言及されていないことによって傍証されるであろう。ヨーロッパではこのような考えは 1940 年代[55,56]まで続いた。

一方，アメリカで麻酔科学の確立に大きく貢献した Gwathmey[57]は，20 世紀の初頭に香り物質を麻酔薬と一緒に吸入させると，吸入麻酔による麻酔導入時の興奮は軽減ないし消失することに気付いた。彼はダイダイの皮（bitter orange peel）のエッセンス（25%）あるいはコロン 1～2 滴を吸入させてから麻酔薬による導入を行うと，興奮はほとんど見られないか，または見られたとしても非常に軽微であるとした[58]。つまり経験的に鼻腔機能が興奮期に何らかの関係があると知っていたが，その原因を究明するまでには至らなかった。Gwathmey によれば，芳香を有するエッセンスが麻酔薬の刺激臭をマスク，ないし軽減することは 1888 年にドイツの Nuussbaum が丁字のエッセンスがクロロホルムの刺激臭を軽減することを見出しているという[59]。

1940 年に入り thiopental sodium が普及するにつれて，麻酔導入法もこの静脈麻酔薬を繁用するようになり，興奮期に関連したトラブルはほとんど解消した。加えて吸入麻酔薬もより刺激臭のない薬物，導入がより速やかな薬物が開発されたため，たとえ吸入麻酔によって導入を行っても，昔見られたような激しい興奮期はほとんど見られなくなった。このため日常の臨床においても興奮期の発現は見られなくなり，したがって解決すべき研究対象ともならなくなった。このような状況を受けて，最近の教科書で

は興奮期の記述は全く見られなくなった[60]。これは使用される薬物が往時のような刺激性の吸入麻酔薬ではなく，即効性の静脈麻酔薬，合成麻薬が多用されるようになったためでもあろう。さらに吸入麻酔薬にしてもセボフルランのように刺激臭のきわめて少ない性質の薬物が使用されるためでもある。これは麻酔科学の進歩を如実に反映したものと考えられる。

6 おわりに

1935年（昭和10）頃，当時未解決であった吸入麻酔による興奮期の機序を解明した前田正隆の業績を紹介した。彼の論文は日本語で書かれていたため外国には紹介されなかったが，三叉神経切断術，嗅神経切断術を行って機序の解明を試みている点では世界で最初の論文ではないかと考えられる。このことに関連して著者らの研究や若干の文献的考察を加えた。

本稿を草するに際して大阪大学医学部耳鼻咽喉科学教室の久保　武前教授には，前田の略歴について種々ご教示を頂戴した。また1996年（平成8）4月6日の同教室開講90周年記念式典において，「麻酔科の歴史から学ぶこと」と題して前田の業績について講演する機会を与えて戴いた。ここに記して深謝の意を表する。

注　および　参考文献

1) Hadfield CF. Practical Anaesthetics. London : Balliere, Tindall and Cox ; 1923. p.32-3.
2) Guedel AE. Inhalation Anesthesia. —A Fundamental Guide. New York : Macmillan ; 1937. p.16-9.
　　著名なこの本で麻酔深度第2期についてその冒頭に次のように記されている。
　　This is the dream stage of anesthesia. It represents the period of earliest loss of consciousness, with the higher or control cerebral centers abolished, leaving the secondary centers free to run riot. It is a potential danger stage in every general anesthesia. Nervous response to stimulation or to concurrent dreams is exaggerated and is often ex-

pressed in more or less violent physical activity.

大脳の抑制機能が解除されるため，下位のセンターが気ままに活動するのが興奮期であるとし，鼻腔機能については一言も言及されていない。この興奮期については彼の1920年に発表した下記の論文に表として掲載されている。

Guedel AF. Third stage ether anesthesia : A sub-classification regarding the significance of the position and movements of the eyeball. Am J Surg. Quaterly Supplement of Anesthesia and Analgesia 1920 ; 24 : 53-7.

3) Beecher HK. The Physiology of Anesthesia. London : Oxford University Press ; 1938. p.35-6.
4) Lundy JS. Clinical Anesthesia A Manual of Clinical Anesthesiology. Philadelphia : WB Saunders ; 1942. p.347.
5) Macintosh RR. Essencials of General Anaesthesia. 3rd ed. Oxford : Blackwell ; 1943. p.64-5.
6) Adriani J. Selection of Anesthesia. Springfield : CC Thomas ; 1955. p.25-6.
7) Adriani J. Techniques and Procedures of Anesthesia. 3rd ed. Springfield : CC Thomas ; 1964. p.112, 126.
8) 松木明知．脊椎麻酔及び手術侵襲の甲状腺機能―副腎皮質機能に及ぼす影響．麻酔1969；18：1027-40．
9) この作業は1967年から1984年頃まで続いた。

約12万冊の医学雑誌から25000篇の麻酔科学関連の論文を抄出してカードを作成した。これは次の14冊の編著となった。

松木明知編．日本麻酔科学文献集(1)～(14)．日本麻酔科学史資料6～19．東京：克誠堂出版；1992-2002．
10) 著者は皆見省吾が世界で初めてCrush Syndromeについて報告したことを発掘した。

松木明知．crush syndromeを世界で最初に報告した皆見省吾．麻酔2006；55：222-8．

なお上記の論文は下記の著書に収載されている。

松木明知．麻酔科学の源流．東京：真興交易医書出版部；2006. p.208-19．
11) 宮崎市定．イラン学の祖榊亮三郎博士．宮崎市定全集．第24巻．東京：岩波書店；1994．p.330-2．
12) 前田正隆．「エーテル」瓦斯吸入全身麻酔ニ際シテ発現スル興奮期ノ本態ト鼻腔機能トノ関係ニ関スル実験的研究．大日本耳鼻咽喉科会会報1935；41：80-108．

13) 前田正隆.「エーテル」瓦斯吸入全身麻酔に際して発現する興奮期の本態と鼻腔機能との関係に関する実験的研究. 耳鼻咽喉科1934；7：459.
14) 前田正隆.「エーテル」瓦斯吸入全身麻酔ニ際シテ発現スル興奮期ノ本態ト鼻腔機能トノ関係ニ関スル実験的研究（第二報）. 大日本耳鼻咽喉科会会報1934；40：1145-6.
15) 前田正隆.「エーテル」瓦斯吸入全身麻酔に際して発現する興奮期の本態と鼻腔機能との関係に関する実験的研究. 耳鼻咽喉科1939；7：566-7.
16) 前田正隆.「クロロフォルム」瓦斯吸入全身麻酔ニ際シテ発現スル興奮期ノ本態ト鼻腔機能トノ関係ニ関スル実験の研究. 大日本耳鼻咽喉科会会報1935；41：272-3.
17) 前田正隆.「クロロフォルム」瓦斯吸入全身麻酔ニ際シテ発現スル興奮期ノ本態ト鼻腔機能トノ関係ニ関スル実験の研究. 大日本耳鼻咽喉科会会報1935；41：693-4.
18) 前田正隆.「クロロフォルム」瓦斯吸入全身麻酔ニ際シテ発現スル興奮期ノ本態ト鼻腔機能トノ関係ニ関スル実験の研究. 大日本耳鼻咽喉科会会報1935；41：1440-2.
19) 前田正隆.「クロロフォルム」瓦斯吸入全身麻酔ニ際シテ発現スル興奮期ノ本態ト鼻腔機能トノ関係ニ関スル実験の研究. 大日本耳鼻咽喉科会会報1935；41：787-810.
20) 前田正隆. 麻酔興奮期と植物神経機能トノ関係ニ就テノ実験的研究. 大阪医誌原著版1935；6：496-508.
21) 前田正隆，野口正幸. 植物神経毒「アドレナリン」及ビ「ニコチン」ガ麻酔興奮期ニ及ボス影響ニ就テノ実験的研究. 大阪医誌原著版1935；6：818-27.
22) 大阪大学医学部耳鼻咽喉科学教室の久保　武前教授のご好意により，同教室の同門会誌「参九会誌」第8号（1940）に掲載されている前田正隆の略歴を知ることができた．以下に転載する．

　　　　明治36年　3月　7日　　兵庫県神戸市に生る
　　　　大正13年　4月　　　　九州帝国大学医学部に入学
　　　　昭和　3年　3月　　　　同学同学部卒業
　　　　昭和　3年　5月　　　　医籍に登録せらる（第58854号）
　　　　昭和　3年　5月　　　　九州帝国大学医学部副手を命ぜられ耳鼻咽
　　　　　　　　　　　　　　　喉科学教室勤務を命ぜらる
　　　　昭和　4年　1月　　　　右免ぜられる
　　　　昭和　4年　1月　　　　高知市町田病院に赴任す
　　　　昭和　4年12月　　　　同上辞任

昭和 5年 2月	上海福民病院耳鼻咽喉科に赴任す
昭和 5年 6月	病気のため同院辞任
昭和 5年 9月	高知市町田病院に赴任す
昭和 6年 11月	同上辞任
昭和 6年 12月	大阪執行病院に赴任す
昭和 8年 4月	究学のため同院辞任
昭和 8年 9月	大阪帝国大学医学部大学院に入学
昭和 10年 4月	同退学
昭和 10年 4月	大阪帝国大学医学部副手医員拝命
昭和 10年 4月	同辞任
昭和 10年 4月30日	徳島市立中洲病院に赴任す
昭和 11年 3月20日	学位受領
昭和 11年 9月	同辞職
昭和 11年 11月	大阪帝国大学医学部副手医員拝命
昭和 12年 9月	同上辞任
昭和 12年 10月	神戸市灘区に開業
昭和 15年 5月29日	同地に於て急逝す

23) 野口正幸. 麻酔興奮期ト鼻腔機能トノ関係ニ関スル実験的研究補遺. 大日本耳鼻咽喉科会会報1936；42：1229-37.
24) 伊庭利治. 常用麻酔薬ノ胃腸運動ニ及ボス影響ニ関スル実験的研究. 第1編. 生理的基礎実験. 京都府立医科大学雑誌1937；20：1329-80.
25) 加藤艮六. 刺激性瓦斯ニ依リ鼻粘膜刺激ノ腸管運動血圧及ビ呼吸ニ及ボス影響. 岡山医学会雑誌1939；51：596-608.
26) 田村 勇. Äther及びChloroform吸入時に於ける胃腸運動に関する実験的研究. 第1篇. 予備実験. 鼻粘膜刺激の影響及び経気管吸入との差異. 日本薬物学雑誌1942；35：297-309.
27) Yamada S. Über die Wirkungweise flüchtiger Stoffe auf den Blutdruck von der Nasenhöhle und der Trachea. Mittellungen aus der Medizinischen Fäkaltät der Kaiserlichen Universität zu Tokyo 1919（大正8）；21：355-435.
28) 古川幸道. 吸入麻酔の時期徴候. 木本誠二監修. 現代外科学体系. 第二巻. 麻酔. 東京：中山書店；1968. p.250-61.
29) 稲本 晃. 吸入麻酔の薬理. 稲本 晃, 岩月賢一, 山村秀夫編. 臨床麻酔学全書. 第1巻第2冊. 東京：金原書店；1969. p.154.
30) 稲田 豊. 麻酔の作用機序. 山村秀夫編. 臨床麻酔学書(上). 東京：金原出版；1978. p.13-36.

31) 花岡一雄, 橘 直矢. 神経生理学的立場から見た麻酔のメカニズム. 山村秀夫他編. 新臨床麻酔学全書2B. 麻酔と病態生理, 薬物代謝と薬理(2). 1984. p.289-328.
32) 盛夫倫生, 菊地博達. 神経の薬理. 和田達雄監修. 新外科大系3. 麻酔. 東京：中山書店；1989. p.15-26.
33) 佐藤哲雄. 麻酔の深度と徴候. 稲田 豊, 藤田昌雄, 山本 亨編. 最新麻酔科学(上)（改訂第2版）. 東京：克誠堂出版；1995. p.656-65.
34) 加納龍彦. 麻酔深度. 花岡一雄, 真下 節, 福田和彦編. 臨床麻酔学全書(上). 東京：真興交易医書出版部；2002. p.538-49.
35) Lee JA, Atkinson RS. A Synopsis of Anaesthesia. 7th ed. Bristol：John Wright & Sons；1973. p.151.
36) Collins VJ. Principles of Anesthesiology. 2nd ed. Philadelphia：Lea & Febiger；1976. p.257.
37) Nishino T, Tanaka A, Ishikawa T, et al. Respiratory, laryngeal, and tracheal responses to nasal insufflatio of volatile anesthetics in Anesthetized humans. Anesthesiology 1991；75：441-4.
38) Nishino T, Kochi T. Effects of sedation produced by thiopentone on responses to nasal occlusion in female adults. Br J Anaesth 1993；71：388-92.
39) Nishino T, Kochi T, Ishii M. Differences in respiratory reflex responses from the larynx, trachea, and bronchi in anesthetized female subjects. Anesthesiology. 1996；84：70-4.
40) Ishii M, Nishino T, Kochi T. Changes in respiratory pattern during induction of anesthesia with sevoflurane：comparison of nasal and the oral breathing. Eur J Anaesthesiol 1996；13：21-6.
41) Matsuki A. A possible role of trigeminal nerve in the excitement during inhaled induction with volatile anesthetics. 17th Annual Meeting of the European Academy of Anaesthesiology.（Helsinki, Finland）. Aug 26, 1995.
42) Matsuki A, Taguchi S, Kudo T, et al. Effect of nasal inhalation on the incidence of excitement during inhaled induction. 11th World Congress of Anaesthesiologists.（Sydney, Australia）. April 14, 1996.
43) Dashfield AK, Bree SE, Weiss AM, et al. The site of airway irritation during induction of anaesthesia. Anaesthesia 1997；52：1090-113.
44) Keys TE. The History of Surgical Anesthesia. New York：Dover Publications；1963. p.25-37.
45) Rushman GB, Davies NJH, Atkinson RS. A Short History of Anaesthesia.

The First 150 Years. Oxford : Butterworth Heinemann ; 1996. p.12-9.
46) Plomley F. Operations upon the eye. Lancet 1847 ; 1 : 134-5.
47) Snow J. On the Inhalation of the Vapour of Ether in Surgical Operations. London : John Churchill ; 1847. p.3-5, 10-3.
48) 文献47)のp.33.
49) Flagg JFB. Ether and Chloroform, Their employment in Surgery, Dentistry, Midwifery, Therapeutics, etc. Philadelphia : Lindsay and Blakiston ; 1855.
50) Buxton DW. Anaesthetics Their Uses and Administration. London : HK Lewis ; 1888. p.58-60, 69-71.
51) Hewitt FW. Anaesthetics and Their Administration. London : Charles Griffin ; 1893. p.153-4, 203-5.
52) Hewitt FW〔Robinson H(ed)〕. Anaesthetics and Their Administaration. A Text-Book. London : Henry Frowde and Hodder & Stoughton ; 1922. p.52-6, 478-9.
53) 文献52)のp.54.
54) Blomfield J. Anaesthetics in Practice and Theory. A Textbook for Practitioners and Students. London : William Heinemann ; 1922. p.45, 63-4, 139-40.
55) Dogliotti AM. Anesthesia. Narcosis・Local・Regional Spinal. Chicago : SB Debour ; 1939. p.103-6.
　　興味深いことにp.105に次のような言葉が記されている。なお著者はイタリア人で，これは英訳である。
"It is interesting also to mention that with anesthesia by the rectal route there is a lack of the characteristic signs of the stage of excitement."
56) Macintosh RR, Pratt FB. Essentials of General Anaesthesia with Special Reference to Dentistry. Oxford : Blackwell ; 1940. p.64-5.
57) Gwathmey JT. Anesthesia. New York : D Appleton ; 1914. p.92-3.
58) 文献57)のp.327.
59) 文献57)のp.93.
60) Gelb AW, Leslie K, Stanski DR, et al. Monitoring the depth of anesthesia. Miller RD (ed). Miller's Anesthesia. 7th ed. Vol 1. Philadelphia : Churchill Livingstone ; 2010. p.1229-65.

X

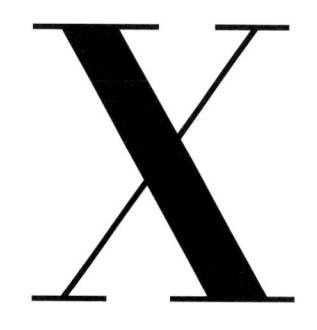

Sir Frederick Hewitt と華岡青洲
――麻酔科学史を飾る東西の巨人――

X Sir Frederick Hewitt と華岡青洲　　　167

　本章は2009年（平成21）3月28日に札幌で行った札幌医科大学医学部麻酔学講座並木昭義教授の退職記念講演会での講演原稿（講演の本文は「札幌医科大学医学部麻酔学講座並木教授退職記念誌（2009年12月）」に収載されている）に若干の加筆修正を加えたものである。講演では35枚のスライドを供覧したが，内容を理解し易いようにすべてのスライドを再掲した。なお講演であるため「です」，「ます」体で記していることを了承されたい。

　本日は並木教授の退職記念講演会にお招きを戴き，講演を行う機会を得まして大変光栄に存じます。並木教授，関係各位の方々に厚くお礼申し上げます。また司会の労をお取り戴いております九州大学名誉教授，独立行政法人国立病院機構九州医療センター院長の高橋成輔先生にも厚くお礼申し上げます。
　まず並木先生が長年札幌医科大学教授として活躍され，この度定年を迎えられましたことにつきまして月並みではありますが，心からご慰労申し上げます。この間先生が幾多の麻酔科医を育成され，その中から多くの指導者が輩出したことにつきましても心から敬意を表する次第であります。これは偏に先生の卓越した指導力を物語るものかと存じます。また先生は社団法人日本麻酔科学会の第三代理事長として学会を牽引されておられますが，そのご苦労に対しましても感謝申し上げます。
　昨年（2008年）の11月初旬に並木先生からお手紙を頂戴し，退職記念の講演会を行うので何か話して戴きたいとのご依頼がありました。実はこちらの教室の開講50周年記念講演会にも先生から講演を依頼されたのでありましたが，偶々先約がありまして先生のご要望にお応えできませんでした。それで今回は二つ返事で講演をお引き受け致した次第です。
　並木先生からは「麻酔科学史に関連して大きな影響や感動を受けた人物について述べて，若い麻酔科医に何かメッセージを伝えて欲しい」とのご希望がありました。そのためここにありますように講演を「Sir Frederick Hewittと華岡青洲—麻酔科学史を飾る東西の巨人—」と題しました。**スライド1**の左が麻酔科医 Sir Frederick Hewitt であり，右は2000年に開催されました第100回日本外科学会総会を記念して発行された華岡青洲とマンダラゲを描いた記念切手であります。会場には麻酔科の先生方が大勢おられるかと思いますが，Hewittの名前を聞いた方は少ないのではない

かと存じます。一方，華岡青洲に関しまして名前は勿論のこと彼の事績についても知っているとおっしゃるかも知れませんが，ほとんどの方がお持ちの青洲についての知識は正確ではないと思われます。この講演を通じて正しい知識をご理解して戴ければ幸いに存じます。

　私が影響を受けた人物と言えば，実に多くの先生たちから教えを戴きました。故人となられた先生からは論文や著書を通じて教えられました。直接お会いして教えを受けた先生も多くおります。「一期一会」という言葉がありますように一度の出会いで大きな影響を受けた先学もおります。その一人は**スライド2**に示しましたイギリスの Thomas Cecil Gray（1913～2008）です。1982年9月にロンドンで開催されました第6回ヨーロッパ麻酔科学会（The Sixth European Congress of Anaesthesiology）に出席して発表[1]しましたが，是非聴いてみたいシンポジュームがありました。学会のプログラムなどは5年前の転居の際処分しましたので，シンポジュームの正確なタイトルを正確に記すことはできませんが，「いつ臨床から引退すべきか」[2]という主旨だったと記憶しております。シンポジストの一人が Cecil Gray でした。彼は65歳で余力を残して臨床から引退した方が好ましく，その後はフリーな立場で学会や社会に貢献すべきであるという意味のことを述べたと思います。シンポジューム終了直後に壇上から降りてきた Gray と1～2分というほんのわずかの時間話をしたのですが，65歳という言葉が耳に残っております。私は Gray の意見に共感を覚えまして自分も65歳になったら臨床に従事することを辞めて，フリーな立場で学会や社会に何らかの形で寄与できればよいと考えました。以来22年，2004年3月に退官した際，何の迷いもなく臨床から離れまして現

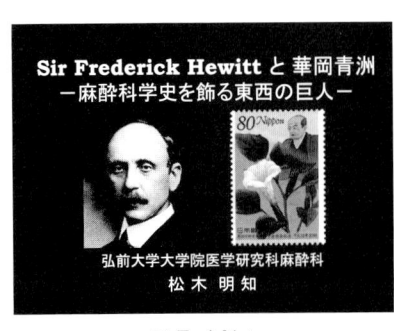

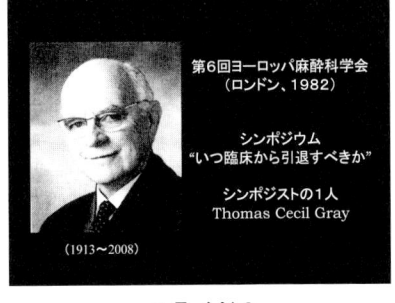

スライド1　　　　　　　　　　スライド2

X Sir Frederick Hewitt と華岡青洲

在に至っております。当時と現在では，ヨーロッパ各国の平均寿命の延び，1993年のEU（欧州統合）の誕生などによる労働条件の変化などグローバルな意味においても社会全般の状況が大きく変容しつつあり，イギリスのGrayの考えが現在において必ずしもすべて正しいとは断言できず，一概に65歳で引退すべきか否か議論の余地があります。このようなことは他人に強いることではなくして，自分のフィロソフィ，自分がどのように受け止めるかの問題であります。私はこのように考えまして今でも実行しているだけのことであります。

　私は医学部の学生時代から医学史の研究を行っておりました。尾山　力先生の主宰する弘前大学医学部の麻酔科学教室に入局してからは麻酔科学史の研究を開始しました。このような研究を行うことは当然のことであると考えておりました。そして出会ったのが**スライド3**に示しましたイギリスの W Stanley Sykes の著書[3]でした。Sykes はこの著書の第1巻を1960年に出版しましたが，翌年の1961年に亡くなっております。彼がなぜこの著書を執筆したのかは献辞の頁（**スライド4**）に記されております。自分の父親と妻の父親が外科手術のトラブルで死亡したからでした。「And In Memory of Her Father（妻の父を偲んで）」の条に「to whom exactly the same tragic thing happened」とあることによってわかります。過去の失敗の教訓が生かされていれば，このようなトラブルは避けることができたのではないかというのです。教訓を生かすことができれば，より安全な外科手術，ひいては安全な医療を行うことができるのではないかと考えました。自分で一つ一つ経験するのもよいのですが，それでは多くの失敗を積み重ねることになり，犠牲の山，死体の山を築くことにもなり兼ねず，

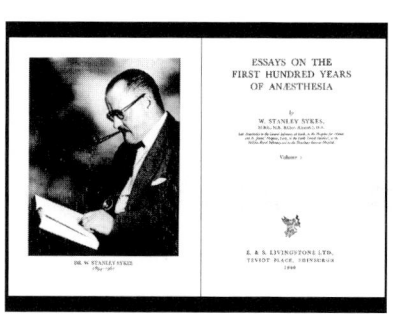

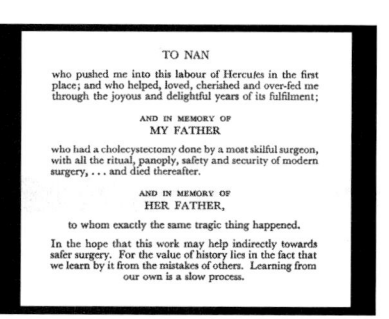

スライド3　　　　　　　　　　　スライド4

知識や技術を習得するまでに長い時間を要することにもなります。「歴史」という手段を用いて先輩の貴重な経験を学べば，犠牲も少なく速やかに学ぶことができます。Sykes はこのことを主張しているのです。東洋にも「前車の覆るは後車の戒なり」という同様の考えが古くからあります。つまり過去を研究するのは未来のためなのです。

しかし「歴史」という言葉を聞きますと，多くの方が拒絶反応を示します。「歴史」という言葉から直ちに「古臭い」,「かび臭い」,「時代遅れ」,「役に立たない」というイメージを連想するようであります。過去の事象だけに注目しますと確かにこのとおりです。したがって「歴史を学ぶ」という言葉からはこのようなネガティブなイメージしか頭に浮かんでこないでしょう。しかし Sykes が強く主張しているのは「歴史を学ぶ」(to learn history) ことではなく，「歴史に学ぶ」(to learn by history) ことなのです。スライド 5 に示しましたように「歴史を学ぶ」では歴史，つまり過去の事象は学ぶ対象です。つまり過去の事象の存否を問題にします。一方，「歴史に学ぶ」では過去の事象は手段，手法です。正しいと確認された過去の事象を活用することです。この両者を混同してはならないと思います。両者を混同するために「歴史」という言葉を聞いて直ぐに「かび臭い」と誤解するのであります。

さてアメリカ麻酔科医会[4]は毎月ニュースレターを発行しておりますが，毎号何かテーマを決めて特集を掲載しております。2008 年 9 月の特集は**スライド 6** に示しましたように「The Year of the Airway」[5]でありました。これは Hewitt のエアウェイ発明 100 周年を記念して企画された特集でした。**スライド 7** に示したようにこのニュースレターの 22 〜 23 頁

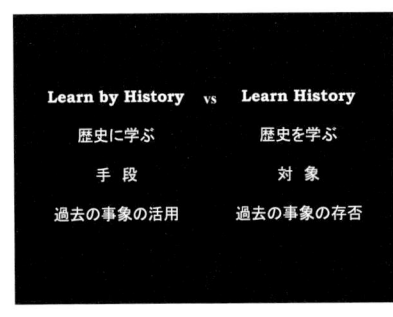

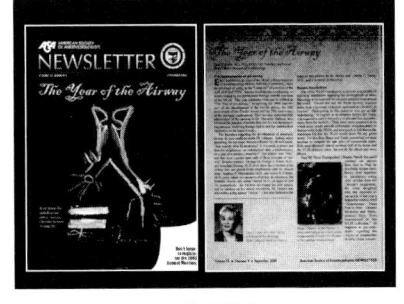

スライド 5　　　　　　　　　　　スライド 6

X　Sir Frederick Hewitt と華岡青洲

にかけて 1908 年の Hewitt によるエアウェイから，1983 年の Brain による laryngeal mask を経て 1991 年の Luomanen のエアウェイまで 23 種のエアウェイが紹介されております。これらはいずれもアメリカ麻酔科医会の Wood Library-Museum の所蔵品であります。Hewitt のエアウェイについての論文[6]は**スライド 8** に示したように 1908 年の Lancet 誌に発表されましたが，わずか 1 頁ほどの論文でした。最初のエアウェイは直型で，曲型ではありません。数年して直型から曲型に改良されたと言われておりますが，私は現物やその写真を見たことはありません。

　ここで Hewitt の経歴[7]について簡単に触れます。**スライド 9** に示すように 1857 年ロンドンに生まれた彼はロンドンの Merchant Tailors School を卒業後 Cambridge の Christ College に学び，それからロンドンの St George's Hospital Medical School[8] に入学しました。彼は Blackenbury Prize や Treasurer's Prize を受賞するなど学業で優秀な成績を収めたば

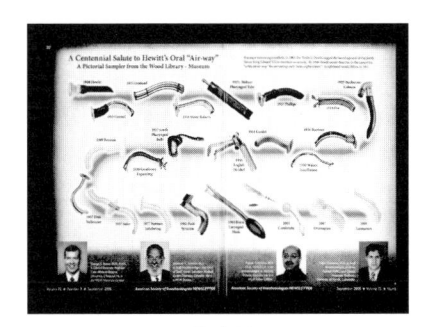

スライド 7

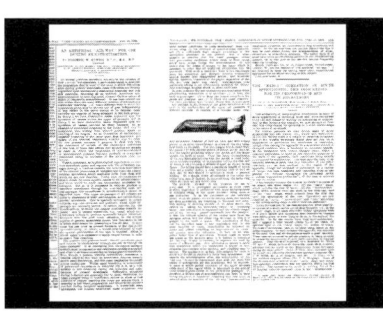

スライド 8

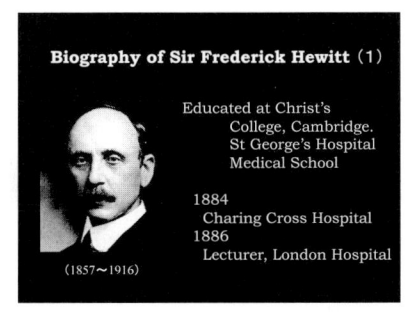

スライド 9

かりでなく，陸上競技やフットボールなどのスポーツにおいても活躍したようであります。彼は最初内科を志望したのでしたが，視力に問題がありましたので，「麻酔」の仕事を専攻しました。もちろん当時は専門分科としての「麻酔科」はありませんでした。卒後 Royal Dental Hospital, Charing Cross Hospital, London Hospital などで anaesthetist として働きました。1902年に母校である St George's Hospital に physician anaesthetist として迎えられました。大変名誉なことでありました。

　当時はクロロホルム麻酔，エーテル麻酔，亜酸化窒素麻酔が主に行われておりましたが，それに伴う合併症も多く，死亡事故も少なくありませんでした。例えば亜酸化窒素麻酔については100%の亜酸化窒素を手足に軽い痙攣が見られるまで吸入させるのが稀ではありませんでした。このような状態では事故が起きない方が不思議です。深刻な事態を改善するため Hewitt は「麻酔」の臨床に関する講演を行い，それを著書[9]にしました。当時は「麻酔」に関して何も教育を受けていない医師，医学生や素人が見よう見真似で「麻酔」を行っていたのですが，Hewitt は実地医家や医学部，歯学部の学生に適切な「麻酔」教育を行うことが大切であると考えたからでした。

　Hewitt は麻酔科学についての教育の重要性を意識したのですが，そのためにはしっかりした教科書が必要と考え，1893年に有名な"Anaesthetics and Their Administration"[10]を上梓しました。世界で最初の本格的教科書で，的確な記述をしていると高く評価されております。スライド10に示しますように Hewitt は麻酔科医としての臨床経験から実地も含めた麻酔科の教育，手術患者の術前訪問と診察，術者との連絡と議論，前投薬と

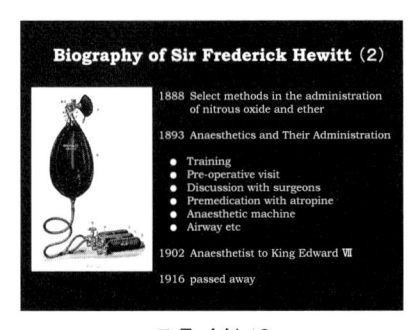

スライド10

X Sir Frederick Hewitt と華岡青洲

してアトロピン投与の有用性，亜酸化窒素麻酔中の酸素投与の必要性を指摘しております。

これらはいずれも手術患者に対して安全な麻酔管理を行うためでした。安全な麻酔管理を行うためには麻酔器が必要です。実用的な麻酔器を開発したのも Hewitt でした。当時麻酔中のトラブルとして最も頻繁に見られたのが上気道の障害であり，これを克服しようとして彼がエアウェイを開発したのでした。以上申し上げましたことを概括しますと，現代の私たちが行っております「麻酔」管理に必須な要件を皆満たしております。Hewitt の先見性を認めることができるのではないかと思います。Hewitt は臨床家としての力量が高く評価され，1902 年（明治 35）の戴冠式直前に国王 Edward Ⅶ が虫垂突起膿瘍に対するドレナージ手術を受けた際，外科医 Sir Frederick Treves に乞われて全身麻酔を行いました。Hewitt は 1916 年に歿し，イギリス海峡に臨むブライトンの Brighton & Preston Cemetery に埋葬されました[11]（**スライド 11**）。私も訪れました。

イギリスでは当時，亜酸化窒素麻酔とクロロホルム麻酔ともに大きな問題を抱えておりました。1873 年 1 月にイギリス海峡に臨むエクセターで亜酸化窒素麻酔中に患者が死亡しました。歯科医院で上顎の大臼歯を抜歯した直後に死亡したのです。イギリス最初の亜酸化窒素麻酔事故でした。患者が Ida Wyndham という 38 歳の独身女性であったためか，**スライド 12** に示しますように医学雑誌[12]にも大きく取り上げられました。Sykes[13]もこの事故について詳しく言及しておりますが，短頸，扁桃肥大，口蓋垂肥大，甲状腺腫が認められることから上気道閉塞による asphyxia が直接の死亡原因と考えられます。

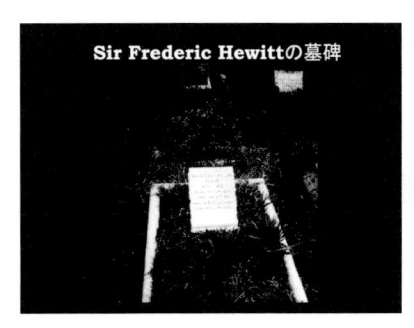

スライド 11

スライド 12

174

　さらにイギリスではクロロホルム麻酔中の心停止も深刻な問題になっておりました。**スライド13**の右に示しますように，イギリス医師会（British Medical Association）は1879年グラスゴーで委員会を開催し，クロロホルム麻酔の安全性について検討したのですが，何ら問題はないという結論が出されました。しかしそれでも死亡者が引き続き発生しましたのでエジンバラ大学出身のEdward Lawrie[14]が中心となってインドのハイデラバードでクロロホルム委員会（The Hyderabad Chloroform Commission, 主催者Lawrieはスライド13の左）が1889年，1890年と2度にわたって開催されましたが，最終的にクロロホルムを安全に投与することが可能であると結論されました。このためイギリスではその後もクロロホルム麻酔による死亡が連綿と続くのです。

　このような医学界の状況の中で，Hewittは教育を通じて事態を改善しようと努力しました。先ほど述べましたように教育のために麻酔科学の教

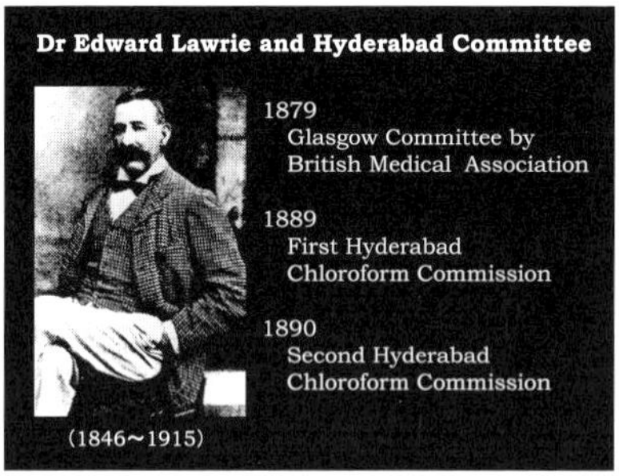

スライド13 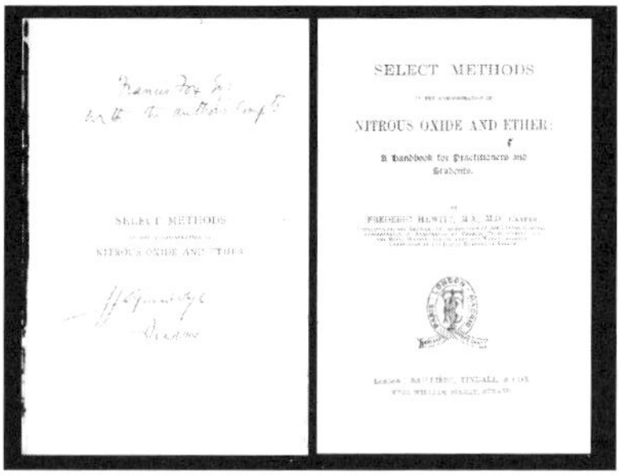　　　　　　　　スライド14

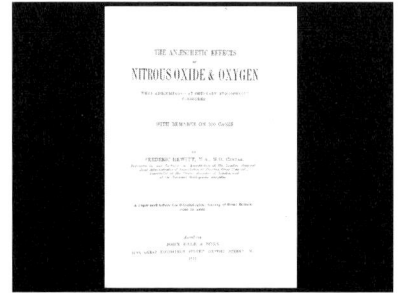

スライド15 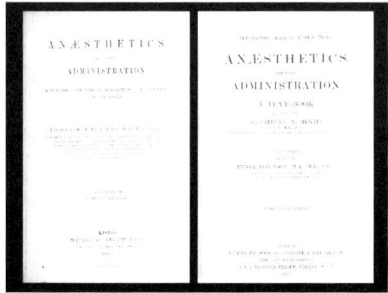　　　　　　　　スライド16

科書を執筆しました。スライド14〜16はその一部です。スライド16の左は"Anaesthetics and Their Administration"[10]の第3版，右はHewittの死後Robinsonが編者となって増補して出版した第5版です。

彼の努力は徐々に認められて，スライド17に示しましたように臨床各科の専門医資格のため「麻酔」の研修を義務付けていたのは1907年の時点で27団体中わずか7団体にすぎなかったのですが，4年後の1911年にはすべての団体で義務化が行われました。これによって各科の医師が「麻酔」の重要性を認識するようになったと考えられます。これより前の1903年に発表した論文[15]の中で，Hewittは手術が日常的に行われている病院において独立した「麻酔科」が必要であると力説しています（スライド18）。このようなHewittの努力が究極的には医療の安全，患者の安全を考慮したものであったことは彼の著書の中に次のような言葉が見出されることで実証されると思います（スライド19）。

Obligatory Training in Anaesthetics

1907　Seven out of Twenty Seven Examining Bodies

↓

1911　Every Examining Body (General Medical Council)

スライド17

Special Department

In all institutions in which anaesthetics are frequently administered, special departments should be formed.

Hewitt F: Lancet 1683〜1685, 1903

スライド18

Safety of the Patient

In deciding upon the means to be employed for producing anaesthesia in ordinary or routine practice, one of the most important considerations should be the **safety of the patient**.

Hewitt F: Anaesthetics and their Administration 1907, p145

スライド19

Anaesthetics Bill

"The law should protect individuals who innocently submit themselves to the influence of the most powerful drugs in the British pharmacopoeia"

"Surely the responsibility in administering an anaesthetic should rest with the administrator and not, as has been held, with the operator."

Blomfield J: Brit J Anaesth 4:116〜131, 1926〜7

スライド20

In deciding upon the means to be employed for producing anaesthesia in ordinary or routine practice, one of the most important considerations should be the safety of the patient.[16]

安全な麻酔管理を行って手術患者の生命を守るためには, 全身麻酔は資格を有する医師のみによって行われるべきであるとする Hewitt の熱意は医学界全体をも説得し, 厚生省の賛同を得て法案化されました (**スライド 20**)[17]。しかし折悪しく, 彼の死と第一次世界大戦の勃発によってこの法案は議会を通過するに至りませんでした。このような Hewitt の倦むことのない努力によってイギリスにおける麻酔科医の高い地位の基礎が確固として築かれたことは間違いありません。

一方わが国の華岡青洲は Hewitt よりほぼ 1 世紀前の人物です。有吉佐和子の小説「華岡青洲の妻」が広く読まれておりますので, 青洲といえばこの小説から知識を得ている方が多いと思いますが, これは飽くまでも小説です。小説ですから真実との間に乖離が認められるのは当然のことで, 私はこのことを問題にしているのではありません。

ところが有名な専門家の書いた青洲に関する文章でも誤っているのです。例を示しましょう。解剖学者, 医学史研究者として名高い東京大学名誉教授小川鼎三先生は「医学の歴史」[18]の中で**スライド 21** に示したように, 青洲の医術が普及しなかったと述べています。先生は華岡流の医術の最も得意にした全身麻酔が関東の水戸や四国の大洲など一部の地域のみで行われ, 全国各地で行われた形跡がないことからこのように主張したのでした。これは明らかに誤りで青洲在世中だけでも千数百人近い弟子がいた

スライド 21   スライド 22

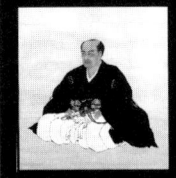

のですから，華岡流の医術は全国に普及していたはずです。私はこのように推定してスライド22に示したように各地の埋もれている全身麻酔下に行われた手術症例を発掘しました。江戸の杉田立卿は杉田玄白の息子で青洲の弟子ではありませんが，秘伝を息子の立卿に教示して欲しいとの玄白の懇願に応じて青洲は立卿に麻沸散の処方と使用法を伝授しました。ですから青洲が高弟だけに秘伝を伝授したというのは誤りであります。大阪大学微生物病研究所所長を務めたこともある藤野恒三郎先生は「日本近代医学の歩み」[19]の中でスライド23に示すように，青洲の手術手技が絶妙だったから弟子の誰もが後継者たりえなかったのではないかと主張しておりますが，この考えも間違いです。スライド24に代表的な青洲の乳癌手術の図を示します。この手術図を見ますと「絶妙」という言葉からは程遠いことが理解できると思います。小川先生も藤野先生も基礎医学の研究者でありますから，臨床，とくに手術に関係したことについて十分に理解されていなかったためこのような誤った記述をしたと思われます。

　青洲は「麻沸散」による全身麻酔を開発し，それを臨床に応用したのでありましたが，「麻沸散」についても一般の方々は大きな誤解をしております。スライド25をご覧ください。「麻」の字があるため「麻沸散」の主成分は「麻（大麻）」であると多くの人が思い込んでおります。しかし「麻（大麻）」を服用させても全身麻酔の状態を作り出すことはできません[20]。これは人文系の研究者が「麻沸散」という漢字から表面的にひねくり出した考えです。また「麻沸散」の「麻」は「麻痺」，「麻酔」の「麻」だから，「麻」にはそのような意味があるのだという研究者もおりますが，これも誤りでしょう。中国古代の華佗（生没年不詳，3世紀前半の人物）

スライド23

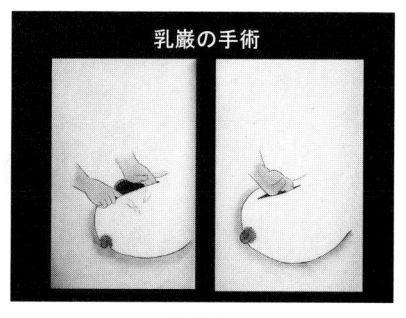

スライド24

の時代に「麻」には「しびれ」という意味はありませんでした。「麻沸」とは「ちぢに乱れる」,「沸騰する」ことを意味したのです。「麻木不仁」という言葉に見られますように,「麻」に「しびれる」などのいわゆる「麻痺」の意味が込められるようになったのは比較的新しい時代で,手許の漢和辞典[21]によりますと1400年頃以降です。「麻」も「木」も植物で,哺乳動物のような感覚を持っておりませんので,「麻木」は「不仁」つまり「手足のしびれて感覚のないこと」と同義に用いられたと思われます。

このように青洲に関してはよくわからないことが多いのですが,「麻沸散」の開発の経過についても正確な情報に乏しく,口碑だけが情報として伝えられております。青洲の作った漢詩に「寄水戸南陽原先生」という律詩があります。作られた年月は知られておりません。スライド26に示しましたように,南陽は水戸の儒医で青洲より6歳年長です。この詩の後半をスライドの右に示しました。

「山中の日日」は紀州平山にいる青洲の日常を指し,「医は旧に依り」とありますので自分の医学,自分の研究は旧態依然としていると嘆いております。一方,「海上の時時」とは海の彼方からもたらされる南陽の医学,研究を指しており,その著書は新しい知見を収めているとしています。当時は海路によって物資のみならず,様々な情報がもたらされたからであります。そして何時の日にか,紀州平山で南陽と酒を酌み交わして春日を楽しみたいというのです。青洲は南陽に会ったことはありません。この漢詩は「麻沸散」の開発に際して青洲が南陽の著書から少なくない影響を受けたことを示唆しております。南陽の著書の一つはスライド27に示した「叢桂偶記」(1799年,寛政11)と思われます。曼陀羅花についても詳しく述

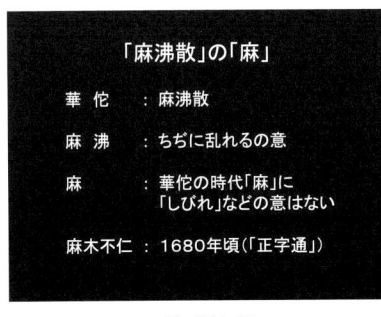

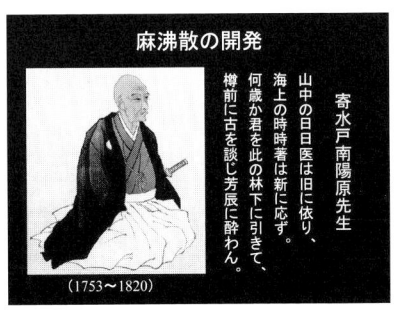

| スライド 25 | スライド 26 |

X Sir Frederick Hewitt と華岡青洲　　　179

べられております。もちろん青洲はこれだけを参考にした訳ではないでしょう。これより4年前の1795年（寛政7）に青洲は十数年振りに京都に赴いて製薬関連の本を写しております。彼は動物，そして母於継（「於」は名前の前に付す接頭語で，「お千代」の「お」と同じ，「継」が本名），妻加恵を対象に実験を繰り返したと言われておりますが，いずれも伝聞情報で，いつ，どんな動物を何匹用いたのか，いつから母や妻を対象にした実験を始めたのかなどについては，正確なことは何一つわかっておりません。

　青洲の業績を何よりも雄弁に物語るのは**スライド28**に示した「乳巌治験録」の存在です。青洲自筆で世界最初の全身麻酔施行を示す文書であることから，これまで日本医学史の中で最も貴重な史料と評価されてきました。しかし末尾には「南紀　華岡随賢震識」とのみ記されて，年紀を欠いております。つまりこの文書が何時書かれたのか不詳なのです。**スライド29**に示しましたように全身麻酔下の最初の手術は「10月13日」に行われたことは間違いないのですが，これまでは1805年（文化2）とされておりました。しかし私は年紀がないので1805年（文化2）と決定するのはおかしいと考えました。そして患者藍屋利兵衛の母「かん」が1805年（文化2）2月26日に死亡していることを突き止めました。青洲が乳癌の治療を開始したのが1804年（文化元）以降であることは「乳巌姓名録」（紀ノ川市フラワーヒルミュウジアム所蔵）で判明しておりますから，「かん」の死亡年月日が特定されたことによって手術が行われた「10月13日」は1804年（文化元）の「10月13日」と確定されたのです。

　「乳巌治験録」は青洲の慎重さを物語っております。**スライド30**の右を見ますと，手術患者「藍屋かん」が最初に青洲の診察を受けたときに脚

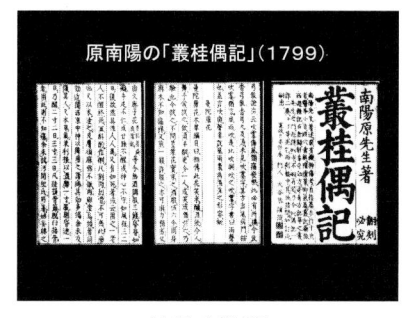

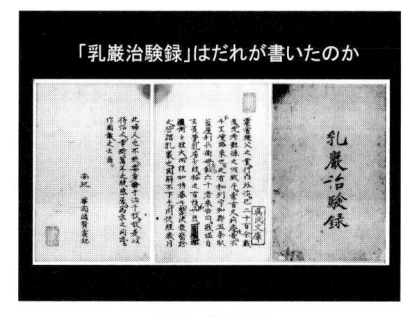

　　　スライド27　　　　　　　　　　　スライド28

気を患っていました。このため青洲は脚気を治療してからでないと乳癌手術はできないと諭し、「かん」に薬を与えて一旦郷里の五條に帰郷させました。20日ほど経ってかんは再び青洲の許を訪ねました。脚気は治癒しておりましたが、今度は喘息のような症状が認められました。この治療のため青洲は「かん」を青洲の塾であり病院である春林軒に20日ほど入院させて治療したのです。それから青洲は手術を行いました。「かん」の全身状態の改善に約40日も費やしたのです。このことで青洲が大変慎重に手術を行って功を成すに急がなかったことが理解されます。

　ここできわめて重要なことを一つ指摘しておきたいと思います。スライドの右頁の後から2行目を見てください。「服之十有余日」(之を服すること十有余日)の「之」と「十」の間に「二」と加筆されていることがわかります。墨の色と文字の位置と大きさから後で書かれた字であることは間違いありません。この日数は「かん」が春林軒に入院していた期間のことです。青洲はもちろんのこと、助手を務めた高弟たちが「かん」の入院期間の「二十日」を「十日」と誤るでしょうか。それはありえないことです。そう致しますと、この「乳巌治験録」を筆録したのは青洲でもなく、高弟たちでもないと推定されます。推定どころか断言してもよいと私は考えております。このようなことから詳細は省略致しますが、「乳巌治験録」は青洲の末弟鹿城(1779〜1827)が筆録したと考えております。鹿城は修業中で1804年(文化元)に平山に帰ったことは知られておりますが、この手術の時に春林軒に呼び戻されたものと推察されます。

　青洲の慎重さを物語るもう一つのデータがあります。**スライド31**に示しましたが、全身麻酔下の最初の手術は先に述べましたように1804年(文

スライド29　　　　　　　　スライド30

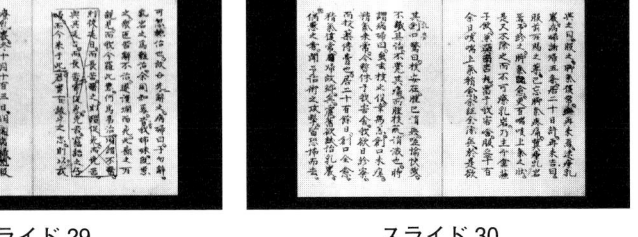

化元) 10 月 13 日に行われました。2 番目の手術は翌 1805 年 (文化 2) 1 月 6 日に行われております。ところがその翌月の 2 月 26 日に最初の手術患者「かん」が死亡しました。青洲は「かん」が予想に反して早く死亡したことから，手術が失敗だったと強く反省した形跡があります。というのは 3 番目の乳癌手術が行われたのは 1806 年 (文化 3) 6 月 12 日で，2 番目の手術日との間に約 1 年 3 カ月余もの間隔があります。「乳巌姓名録」を通覧しましても，手術日の間隔がこのように長期間であった例はありません。この事実は青洲が予想したよりも早い「かん」の死亡を深刻に受け止めて，安易に次の手術を敢行しなかったことを物語っていると思われます。このことを傍証するのが春林軒の入門者の数です。スライド 31 の右の欄に示しましたが，最初の手術が行われた 1804 年 (文化元) には 10 人，1805 年 (文化 2) は 0 人，1806 年 (文化 3) には 14 人です。1804 年 (文化元) 以降で入門者が 0 人であるのはこの 1805 年 (文化 2) だけです。恐らく青洲は入門を断ってまで「かん」の手術について何が悪かったのかと熟慮反省していたのでしょう。そして 1806 年 (文化 3) の入門者 14 人については，以後の入門者の記入例とは異なって，入門月日の記述は全くありません。何か特殊な事情があったことが強く示唆されます。

　青洲は 40 歳頃までは著書執筆に関して積極的な考えを持っておりました。しかしその後臨床経験をさらに積み重ねるにつれて，そのような考えを捨てたようであります。青洲の死後，門人の佐藤持敬は春林軒の蔵書，写本類を整理して「華岡氏遺書目録」を作りましたが，その「序」に青洲が常日頃「吾が術は心に得て，手に応ず。口言う能わず，筆書く能わず。」と語っていたと記しています (**スライド 32**)。青洲が患者一人一人の病態

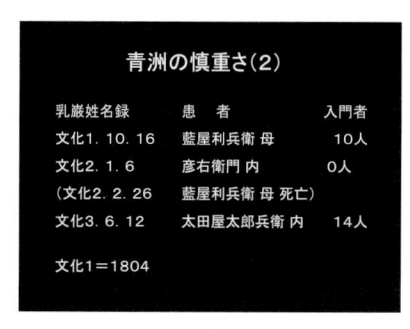

```
           青洲の慎重さ(2)

乳巌姓名録        患　者           入門者
文化1. 10. 16    藍屋利兵衛 母      10人
文化2. 1. 6     彦右衛門 内        0人
(文化2. 2. 26   藍屋利兵衛 母 死亡)
文化3. 6. 12    太田屋太郎兵衛 内   14人

文化1＝1804
```

スライド 31

が異なることを強く認識していたため，たとえ著書を執筆しても，それは「糟粕」にしかすぎず何の足しにもならないと考えたのです。しかし青洲自身が医学・医療に対する自身の考えを正確な記録として残さなかったことはきわめて残念なことであります。

　スライド33に示しますように青洲は医術の修業は生涯をかけてのことであり，怠けることなく勉強しなければならないと述べておりますが，このことは現在の我々にも当てはまります。むしろ年々この傾向は強まっていると思われます。そのためには何よりも我々自身のモチベーションが肝心であると指摘しております。青洲の言葉を借りますと「得與不得は其人に在り」です。この言葉は**スライド34**に示しました「免状」の中にも披見されます。このことから推察しますと，青洲は何よりも門人たちの積極的な意気込み，熱意に期待したことが窺われます。

　以上申し上げてきたことを纏めますと，活躍した地域，時代は全く異なりますが，Hewittは教育の改善，専門分野の確立，医療制度改革を通じて患者の安全，医療の安全を図り，一方華岡青洲は実地教育，学習者の自覚，個の医療の実現を通して患者の安全，医療の安全を目指したと思われます（**スライド35**）。現在広く行われております麻酔法は当然のことながらHewittや青洲の麻酔法とは画然たる違いがあります。しかしその底流に流れる「患者の安全」という思想，教育の重要性は百数十年経た現在も何ら変わることなく，否，むしろ益々その重要性が指摘されております。この意味におきまして私は医学史，麻酔科学史の研究を通じて先学のメッセージを次の世代の方々に伝えたいと考えております。ご清聴有難うございました。

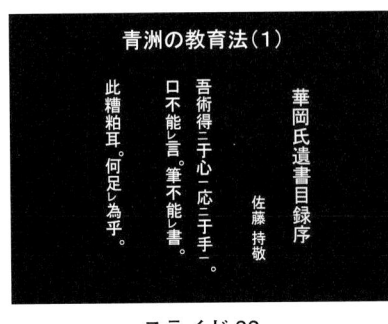

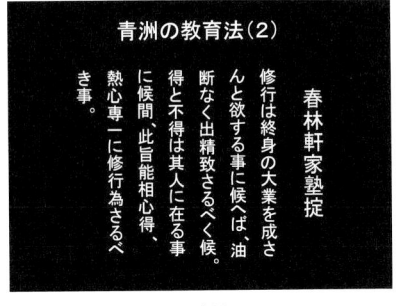

スライド32

スライド33

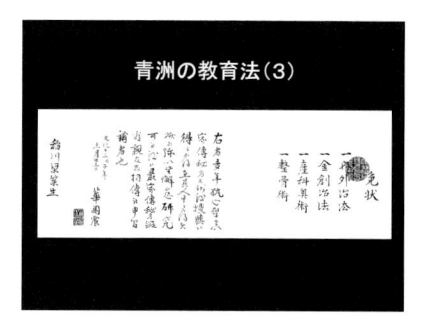

X　Sir Frederick Hewitt と華岡青洲

スライド 34 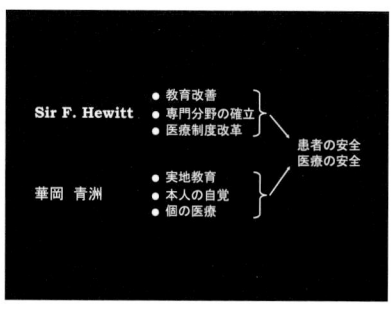　　　　　　　　スライド 35

注　および　参考文献

1) 私が発表した演題は次のとおりであった。
   Matsuki A, Oyama T, Kudo T, et al. β-Endorphin in Obstetric Analgesia.

2) この時の主な講演などのプログラムはAnaesthesia誌 37巻の Supplement(1982)に掲載されているが，今ここで問題にしているシンポジュームの正確なタイトルについてはわからない。

3) Sykes WS. Essays on The First Hundred Years of Anaesthesia. 2 Vols. Edinburgh : E. & S. Livingstone ; 1960.
   1972年に再版がHuntington, RF Kriegerから出ている。1982年にSykesの遺稿がVol Ⅲとして次のように発行されている。
   Sykes WS. Ellis RH(ed). Essays on The First Hundred Years of Anaesthesia. Vol Ⅲ. Edinburgh : Churchill Livingstone ; 1982.

4) "American Society of Anesthesiologists"であるから「アメリカ麻酔科医会」と訳すべきである。一方，「日本麻酔科学会」の英語名は "Japanese Society of Anesthesiologists" である。これでは「日本麻酔科医会」となる。本来であれば "Japanese Society for Anesthesiology" と英訳すべきであった。"American Society of Anesthesiologists" を表面的に真似たものであるが，本来の意義は大きく異なる。

5) The Year of the Airway. NEWSLETTER (American Society of Anesthesiologists) 2008 ; 72(9) : 8-23.

6) Hewitt FW. An Artificial "Air-Way" for Use during Anaesthetisation. Lancet (Feb15) 1908 ; 490-1.

7) Blomfield J. Sir Frederick Hewitt. Br J Anaesth 1926-7 ; 4 : 116-23.

8) 再編されて現在は St George's, University of London となっている。
9) Hewitt FW. Select Methods in the Administration of Nitrous Oxide and Ether. London : Bailliere, Tindall & Cox ; 1888.
10) 著者の手許には第1版，第3版，第5版がある。第1版の書誌は次のとおりである。
 Hewitt FW. Anaesthetics and Their Administration. London : Charles Griffin ; 1893. 627p.
11) Hewittの訃報が下記のようにLancet誌に5頁にわたって掲載されている。肖像写真は1頁大である。
 Obituary Sir Frederick William Hewitt, M.V.O., M.D.Cantab., M.R.C.S. Lancet (Jan 15) 1916 : 157-61.
 なおHewittの墓碑については下記の論文がある。
 Binning R. Frederick Hewitt's Grave. Anaesthesia 1978 ; 33 : 551.
 なお上記の論文で墓地の所在地をブライトンのHarrington Roadとしているが，Hartington Roadの誤植である。
12) Fatal Suffocation from Nitrous Oxide Gas. Lancet (Feb 1) 1873 ; 178-9.
13) Sykes WS. The Death of Miss Ida Wyndham, Nitrous Oxide's First Victim. Essays on The First Hundred Years of Anaesthesia. Vol 2. Edinburgh ; E. & S. Livingstone ; 1960. p.154-60.
14) Sykes WS. Edward Lawrie and The Hyderabad Chloroform Commission. Ellis RH(ed). Essays on The First Hundred Years of Anaesthesia. Vol Ⅲ. Edinburgh : Churchill Livingstone ; 1982. p.199-232.
15) Hewitt FW. The Need for Further Reforms in the Department of Anaesthetics. Lancet (Dec 12) 1903 ; 1683-5.
16) 文献10)（第3版）のp.145.
17) 文献7)のp.118.
18) 小川鼎三．医学の歩み．東京：中央公論社；1964．p.155.
19) 藤野恒三郎．日本近代医学の歩み．東京：講談社；1974．p.177.
20) 松木明知．華岡青洲と麻沸散―麻沸散をめぐる謎―(改訂版)．東京：真興交易医書出版部；2008．p.114-5.
21) 諸橋徹次．大漢和辞典(縮刷版)．巻12．東京：大修館書店；p.942.
 なお「麻木不仁」については「水滸伝」(14世紀後半の完成といわれる)の第1巻に「渾身卻如＿重風麻木＿，両腿一似＿闘敗公雞＿。」〔渾身卻(と＝閉)じて重風麻木の如く，両腿一に闘敗公雞に似る〕とある。また明の「薛氏(己)医按」の「総論」に「一曰，皮死麻木不仁，二曰，肉死針刺不痛」とある。

和文索引

あ
藍屋かん　48, 179
麻（大麻）　28
阿知波五郎　3
亞的兒吸入法試驗說　83, 84, 85
亞的耳吸法試說　50, 63
阿片　48
天野道之助　56

い
イースレン　133
医戒　65
医学の歴史　4, 176
医事雑誌　87
イソフルラン　154
伊東玄朴　63, 88
稲田竜吉　3
井上達也　106, 108
伊野春毅　104

う
宇田川榕庵　84
宇津木　保　8
梅　錦之丞　106

え
エーテル麻酔　83
エスマルヒ・ハイベルヒの操作　120

お
大鳥蘭三郎　3
小川鼎三　4, 176
小野田篠庵　94

尾山　力　133, 169

か
解体新書　65
華佗　28, 177
合併麻酔　120
鎌田玄台　29

き
北川乙次郎　31
木本誠二　56
居家備用　84
局所麻酔　122

く
クーンの肺麻酔　121
クロールエチール　83
クロロホルム委員会　174
クロロホルム麻酔　87
軍医団雑誌　33

け
ケレーン　83

こ
興奮期　143, 155
コロヽフヲルム　91
混合麻酔　120

さ
最新麻酔科学　10
済生三方　65
済生備考　68, 83
細胞思想確立期　3

催眠術　51
佐藤三吉　14, 115
佐藤　暢　57
佐藤持敬　181
澤村田之助　87, 88
三叉神経　149

し

自然ノ良能　29
時代区分　3
篠井金吾　56
清水健太郎　53, 55, 56
周身　49
春林軒　180, 181
植物啓原　84
新外科学大系　11
新臨床麻酔学全書　10

す

杉田家系図　64
杉田玄白　65
杉田成卿　13, 50, 63, 83
杉田立卿　177
図説日本医療史　4
須田泰嶺　89

せ

西医略論　88
生気論医学受容期　3
全身麻酔　118

そ

挿管法　121
宗田　一　4

た

第1回麻酔科学史国際シンポジューム　24
第5回世界麻酔科医会　15
高島令三　34

高野長英　84
高橋成輔　167
高嶺徳明　9
武田純三　23
建部清庵　65
玉川紀行　67

つ

追随戦略　38
通仙散　27, 63
坪井信道　65
坪井信良　83, 84, 85

て

寺田織尾　31

と

得與不得　182

な

永江大助　15, 32
永富独嘯庵　13
並木昭義　167
楢林宗建　90

に

二酸化炭素　13
日米連合医学教育者協議会　53
日米連合医学教育者協議会麻酔部会　55
二宮敬作　87, 88
日本医学史　3
日本疫史及防疫史　3
日本眼科学会　14
日本近代医学の歩み　4, 177
日本外科学会　14
日本外科全書　115
日本産婦人科学会　14
日本消化器病学会　14
日本小児科学会　14

索 引

日本皮膚科学会　14
乳岩(巖)姓名録　179
乳巖治験録　49, 179

ね
ネブライゼーション　154

の
野口正幸　151

は
ハイデラバード委員会　5
梅里遺稿　84
畑埜義雄　23
華岡氏遺書目録　181
華岡隋賢　179
華岡青洲　27, 48, 63, 167
華岡鹿城　180
原　南陽　178
蕃書調所　66

ひ
鼻腔機能　151
広田京右衛門　106
弘田親厚　95

ふ
福田　保　56
富士川　游　3
藤田俊夫　11
藤野恒三郎　4, 177
ブロムエチール　83

へ
ペリー提督　53

ほ
本間玄調　12, 29

ま
前田正隆　145, 159
前田和三郎　53, 55, 56
麻酔　47
麻酔科学教室　55
麻酔科学のパイオニアたち　10
麻酔学講座　55
麻酔興奮期　145
麻酔剤の発見者たち　8
麻酔資料館　23
麻酔深度　156
麻酔博物館　23
麻酔博物館企画委員会　23
松岡　肇　12
松本良順　88
麻痺　49
麻沸散　27, 63, 177
麻沸湯論　12

み
三瀬諸淵　93
宮崎市定　144
名詮自性　58
三輪徳寛　32

む
無痛手術　31
武藤完雄　56

め
明治前日本医学史　3
明治前日本外科史　3
メッケル陸軍少佐　37

も
モーニケ対談録　90
最も新しい外科と麻酔　54

や
山川強四郎　145

山崎　佐　3
山村秀夫　8, 56

ゆ

湯浅光朝　11

よ

瘍科秘録　12
吉雄圭斎　94
吉雄氏口傳　ホロールホルム用法　93

ら

ライデン学統受容期　3

り

陸軍軍医学校　15
リドカイン　154
療法総論　115
臨床麻酔学書　9
臨床麻酔学全書　8, 11

欧文索引

A

Abbot, Gilbert 50
afyun 48
Anaesthetics and Their Administration 172
Anästhesie 125
Anesthesia History Association 26
Anesthesiologist 54
Anesthesiology 54

B

balanced anesthesia 31
Barash, PG 7
Blomfield, J 158
Boulton, TB 7
Bulletin of Anesthesia History 26
Buxton, DW 157

C

Calverley, RK 7
Clark, AJ 157
Collins, VJ 6
compound 347 133

D

Davison, MHA 6
Duncum, BM 5

E

Edward Ⅶ 173
Erdmann 教授 24
Ēthrane 133
Evans, FT 7

F

Fillmore, Millard 66
Flagg, JFB 157

G

Gray, Thomas Cecil 7, 168
Guedel, A 31
Gwathmey, JT 158

H

Henry Ford Museum 39
Hepburn, JC 87
Hewitt, Frederick 167
Hickman, Henry H 7, 13, 103
Hobson, B 87
Hoffmann, Theodor 36, 51
Hufeland 65
Hypnose 51

K

Keys, TE 5
Koller, Carl 30, 103

L

Lawrie, Edward 174
Long, Crawford W 50
Lundy, JS 33

M

Macintosh, Sir R 25
Miller, RD 7
Mohnike, O 68, 90
Moréno y Maïz, Thomas 103

Morton, WTG 29
Müller, Leopord 36, 51

N

Narcose 125

O

On the Inhalation of the Vapour of Ether 25
opium 48

P

Plomley, F 155

S

Saklad, Meyer 15, 23, 52, 53
Sarluis, J 72
Schlesinger, J 30, 50, 72
Scriba, J 36
Simpson, JY 92
Snow, John 25, 156
Sykes, K 6
Sykes, W Stanley 169

T

The First International Synposium on the History of Modern Anaesthesia 24
The History of Anaesthesia Society 26
The Hyderabad Chloroform Commission 174
Treves, Frederick 173

V

van Meerdervoort, Pompe 87
Verbeck, GF 35

W

Warren, John C 50
Waters, R 31
Wilkinson, DJ 7
Wood Library-Museum 171
Wyndham, Ida 173

日本麻酔科学史の新研究　　　　　　　　　　＜検印省略＞

2010 年 4 月 20 日　第 1 版第 1 刷発行

定価（本体 3,500 円＋税）

　　　　　　　　　　著　者　松　木　明　知
　　　　　　　　　　発行者　今　井　　　良
　　　　　　　　　　発行所　克誠堂出版株式会社
　　　　　　　　　　〒113-0033　東京都文京区本郷 3-23-5-202
　　　　　　　　　　電話（03）3811-0995　振替 00180-0-196804
　　　　　　　　　　URL　http://www.kokuseido.co.jp

ISBN978-4-7719-0367-8 C3047 ￥3500E　　　印刷　ソフト・エス・アイ株式会社
Printed in Japan　© Akitomo Matsuki, 2010

・本書の複製権，翻訳権，上映権，譲渡権，公衆送信権（送信可能化権を含む）
　は克誠堂出版株式会社が保有します。
・JCOPY　＜（社）出版者著作権管理機構　委託出版物＞
　本書の無断複写は著作権法上での例外を除き禁じられています。複写される場合は，そのつど事前に（社）出版者著作権管理機構（電話 03-3513-6969，FAX 03-3513-6979，e-mail：info@jcopy.or.jp）の許諾を得てください。